つるやももこ

手あての人とセルフケア

BODY JOURNEY

ボディジャーニー

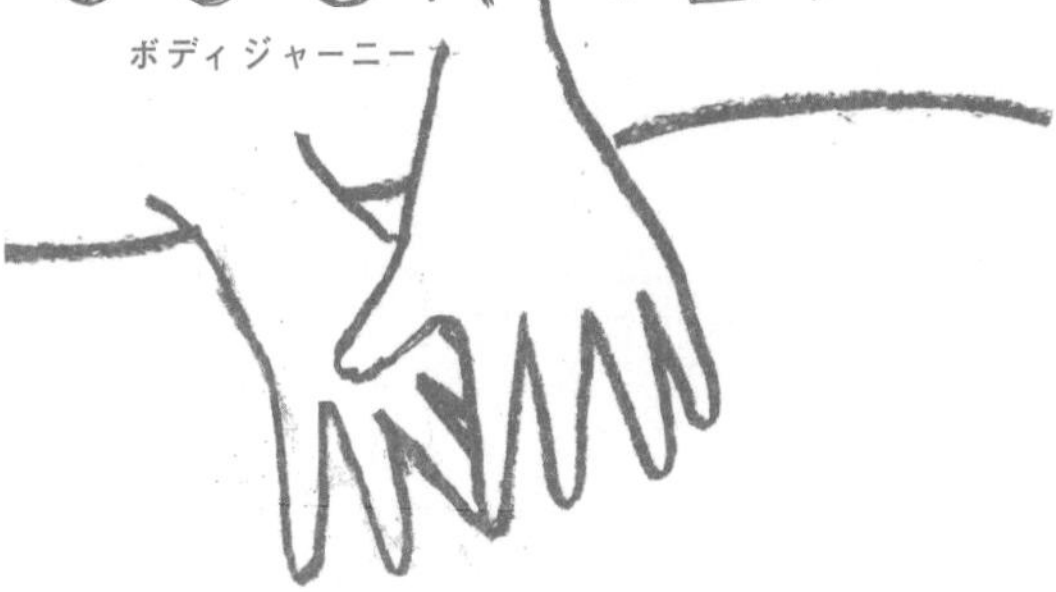

anonima st.

Body Journey　手あての人とセルフケア

第1章　からだの旅に出る。

第2章 自然が教えてくれること。

第3章　からだが先か、こころが先か。

旅のはじまり

２０１８年10月。わたしは友人とふたりで「Hoʻailona（ホーアイロナ）」というＷＥＢサイトを立ち上げた。ホーアイロナとは、予感・予兆を意味するハワイ語。なぜこの名前が付いたかは、後の文章に譲るとして、サイトの副題には、「こころとからだを旅するＷＥＢマガジン」と付けた。ひとことで言えば、このサイトは健康に関わる情報を伝えていく場だ。とはいえ、単純に健康補助食品のことや筋力アップのエクササイズなどを知らせていきたいわけではなくて（もちろんそういう情報も巷にはたくさんあって、有象無象あれど役に立つことはたくさんあると思う）、物質としてのからだはもちろん大切だけれど、より内面的なサポートにもなる温故知新の知恵を提供していきたいと思って、活動している。それはたとえば、各国の伝統医療や自然療法、ボディワークやセラピーのこと。あるいは触れることでこころを潤してくれる、美しいアートやカルチャー、食の情報。すべては、大切な人とともに健康に生きるため、こころとからだがともにすこやかであるための「気づき」となるようなコンテンツだ。

だれに頼まれたわけでもない。スポンサーがいるわけでもない。ただ、伝えていきたいと思ったから始めただけ。だから、伝えたいことは山ほどあってもまだまだ発展途上ともいえる。ただ、継続は力なりという諺を信じ、日々更新を続けて一年ちょっとが経った。その機動力の根っこを支えているのは経験だ。自分自身のこころとからだのゆらぎ。家族や友人など周囲の大切な人のこと。毎日ただハッピーでもいられない状況があって、そういう体験を経てたどり着いた場所。それがホーアイロナだ。

たまたま航空会社の機内誌の編集部に入り、20代から旅の多い暮らしをしてきた。旅に出るということは人に出会うということでもあり、会社を離れ、ひとりで仕事を始めてからも、新しい土地での出会いと経験のおかげで、飽くことなく仕事を続けてこられてしあわせだなあと思う。ただ、ここ数年を振り返ってみると、外へ外へと向いていた好奇心の矢印が、自分の内側へ向いていることに気づいた。内側というのは、からだとか、こころとか、そういったたぐいの世界のことで、ではどうしてそうなのかと自身に問うてみれば、それは身近な人の死、まだまだお別れするには早い人とのさようならが、重なったからに他ならない。当時わたしは、この世が理不尽の塊のように感じられて、腹を立てていたように思う。

ちょうどそんなころに出会った鍼灸マッサージ師の友人と、ある日居酒屋で飲んでいたら、彼女が突然言ったことが忘れられない。

「ももこさん、人生で絶対に決まっていることはひとつだけですよ。生まれたら死ぬ、ただ、それだけです」

いま、病と闘っていたり、その人に寄り添う方々にとってこの言葉は酷であるということを承知のうえで、かつて同じ状況にあったわたしの立場で言わせてもらえば、「そうだった、すっかり忘れてた」である。握っていたレモンサワーのジョッキをカウンターに置いて、思わず膝を打った。

わたしもいつか死ぬ。

そうあらためて気づいてみると、がぜん自分のからだが愛おしく感じられてきた。日々やらなくてはいけないことにかまけて、ちっともかまってあげられていないわたしのこころとからだに申し訳ないという思いが湧いてきて、そうして、矢印の方向が変わったのだと思う。

関心を向けるとやがて情報が集まってくるようになった。不思議なことに、ほどなく先の友人を筆頭に、次々と人のからだに関わる、手を使い人を癒す仕事をする方々と出会うことになる。

70歳を前にして父が亡くなったとき、当時の自分と父の年齢を重ねて、人生あと30年か、と、ふと思った。それが長いか短いかはわからない。世の中は健康情報で溢れかえっているのに、病気の話題も尽きないいま。ここで、わたしが人の死とか命とか、深遠な世界を哲学的に語りたいわけでもない。語れるわけでもない。ただ、この数年のわたしの経験とその日々のなかで感じたこと、こころとからだをみつめることで見えてきた可能性、そして人を「手あて」するという仕事をしている方々との新たな出会い。その彼らから学んだ考えや施術家としての物語を書くことで、だれかが自分の内側へ目を向けるお手伝いができればいいな、と思う。そして、病院の先生以外に、自分のからだのことやこころのクセを知っていてくれる「主治医」=「手あての人」を持っていると、ちょっとだけ安心して忙しい毎日を駆け抜けることができるよ、と伝えたい。

そして思う。自分のからだを知ろうとすることもまた、旅だなあ、と。

Take a Body Journey!　ここちよい旅をしましょう。

第1章

からだの旅に出る。

言葉の代わり

父の入院が長引くにつれて、わたしは困ってしまった。真っ昼間の殺風景な病室で向かい合っても、なんせ会話が続かない。父の娘として生まれて38年。19歳で家を出て、大人になってからは、たまに外でお酒を飲んだりして、けっして仲が悪い親子じゃなかった。でも、いまやベッドに寝たきりになってしまった父は、容態は安定しているものの栄養はお腹に繋がれた管から摂っている状態で、お酒どころか水すらも飲むことができないでいる。日がな一日、本を読んだり、競馬の予想をして過ごして、端から見れば呑気なオヤジのままだったかもしれないが、わたしも母も、そして父本人もまた、こころの奥で憔悴していた。闘病という言葉は好きではない。終わりが見えないこの日常は闘いそのもので、わたしはただ過ぎていく時間が怖かった。

とはいえ、娘として病室の重たい空気をとにかくどうにか明るくしたい。必死に話題を考えるも、毎日家と病院の往復でさしたるトピックスもない。無言の見舞いなどだれのためにもならないではないか！　日々ストレスを募らせながら、苦肉の策で思いついたのが、足のマッサージだった。

薬の治療が長引くにつれて、立って歩くこともしなくなっていた父の足はとてもむくんでいた。そしてとても冷えていた。だからマッサージは彼に必要といえば必要で、変な話だがその必然に感謝したものだ。しかしながら、いざ父の足を触ろうとして困ってしまった。思えば、一体何年もの間、親のからだに触れていなかったことだろう。たまにふざけて肩揉みくらいはしたかもしれない。でも、それ以上の触れ合いは、わたしたち親子にはなかった。

恐々と始めたマッサージ。その助けになったのは香りだった。アルガンオイルにお気に入りのブレンド精油を混ぜて使う。いつの間にか部屋いっぱいにいい香りが広がって、わたし自身のこわばった手も温まっていく。マッサージなんて習ったこともなかったけれど、足首から指先までとにかく時間をかけてゆっくり触った。その間は会話もない。無言でも間が保つ喜びと安心と、これで、これから毎日の見舞いが楽になるとほっとしたものだ。

ある日、いつも黙ってされるがままだった父がぼそっとつぶやいた。

「とっても気持ちがいいよ、ありがとう」

わたしは面食らった。絶対そんなことを素直に言う人じゃないのに。顔も上げないわたしに、母がもう一度言う。「お父さん、気持ちがいいって」。でも、わたしは、なんでだろう、気恥ずかしくてなにも答えられなかった。いまとなってはそれだけが心残りだ。


会話代わりに始めたマッサージは、結局父が亡くなる前の日まで続けた。正確には、死んだその日も。早朝、突然逝ってしまったから死に目には間に合わなかったけれど、駆けつけた病室で、看護師さんに頼んでさせてもらった。

最後に触った父の足はほんのりと温かかった。そのとき、人間は息をしなくなってもしばらくは〝生きている〟のだと思った。魂が肉体を離れて、身体の機能が少しずつ停止していくまでには猶予がある。静かな感動だった。試しに背中に手を差し入れてみたら、シーツに接した背中が汗ばんでいて、だから思わず話しかけてしまって、でも返事がないその矛盾に一気に涙が込みあげ、わんわん泣いた。すると、そんな様子を見ていた看護師さんが言った。

「鶴谷さんの病室はいつもいい匂いがしていて、わたしたち働く側も癒されていたんですよ」

最後に勇気を出して父の足に触れることができてよかった。こころからそう思った。そしてそのそばに、香りの手助けがあったことに感謝した。香りがあったから、自然に寄り添うことができた。そして、それを思いついたわたしは偉かったぞ、と当時の自分を振り返って、思う。2013年、まだまだ夏の余韻が残る秋のことだった。


少し落ち着いたころ、わたしのなかに「手あて」という言葉がふと浮かんでくるようになった。手あてとは、看護、介護のような、まさに医療の現場での診察や治療にも使われる言葉だけれど、思い返せば幼いころからわたしたちはだれかの手に包まれ、支えられてきた。転んで擦りむいた膝小僧に手をあててもらい、「痛いの痛いの、飛んでいけ！」とやってもらった記憶は、きっと多くの人にあるはずだ。風邪で高熱を出したときに額にあててもらった母の手、受験のときに気合を入れてくれた父の激励の手、お腹が痛いときにさすってくれた恋人の手、失恋したとき、そっと背中にあててくれた親友の手……。からだが憔悴しているとき、こころがこわばってしまったとき、いままでどれだけの手に助けてもらっただろうか。

手には力がある。これからは生きているかぎり、大切な人に触れることをしていこう。父との経験は、自分と他人のからだの境界線をゆるやかに取り去ってくれたし、この経験があってから、わたしは、わたし自身のからだについてより一層興味が湧いてきたように思う。

感応するからだ

父が亡くなった翌年、わたしはとあるアロマセラピー学校の講座を受けることを決めた。約2ヶ月間、毎週日曜日に学校に通い、朝から夕方まで授業を受ける。出張も多く、曜日に関係ない不規則な仕事をしているので、どれだけ全うできるか不安だったけれど、毎週同じ場所にお弁当を持って出かけて行くのはなんだか学生時代に戻ったようで、新鮮でわくわくした。

わたしには確かめたいことがあった。それは、自分が間違っていなかったか、ということ。なぜそんなことを思ったかといえば、入院していた父親との会話に詰まり、どうにか間を保たせるために始めた足のマッサージについて、ふと、不安になったことがあったからだ。マッサージはだれに教えてもらったこともないまったくの自己流で、その後、植物から抽出する精油（エッセンシャルオイル）についていろいろと調べていくうちに、アロマセラピーに使用するオイルにはルールや禁忌があるということを知った。

精油はハーブ（植物）が産出する揮発性のオイル。このオイルを抽出するにはいくつかの方法があるけれど、一般的なのは水蒸気蒸留法という方法だ。専用の釜に植物を詰めて、そこに熱い蒸気を送り込むと、植物のなかにある成分が遊離し気化する。そうして上昇した水蒸気を再び冷やすと、純粋な植物精油と芳香を含んだ水に分離するという仕組みだ。植物としてのハーブとは違い、精油は人工的に精製されたもの。つまりはオイルに含まれる化学成分に薬理的効果が期待される。

アロマセラピーは、とくにヨーロッパでは長年にわたって信頼されてきた自然療法のひとつだ。でもここ日本では、あくまでもリラクゼーションの手段として浸透している。とはいえ、薬理効果も期待される精油の使い方に関してはリテラシーが必要で、各協会によって使用に関する考え方がそれぞれ設定されている。さらに、健康な人が使うのと、病を抱える、つまり代謝が落ちている人へ用いるのとでは注意点も異なるだろう。

　利用するわたしたちも、素人とはいえ多少の知識はあった方がいい。そう思ったと同時に、趣味でやってきたことにもう少しだけ知識を重ねてみたい。そんなことを考えていた。


　精油学総論から始まった授業のなかで、わりと早い段階でわたしの心配は解消された。精油の安全性について学んでいたとき、先生に質問をしてみたのだ。ちなみに、わたしが学んだ教科書には、ボディトリートメントの際には、ベースとなる植物油（キャリアオイル）に対して精油は１パーセント以下の濃度で使用すること、と記載されてあった。

「マッサージの間、お父さまはどんな様子でしたか？」

　先生がわたしに聞いた。マッサージを始めてからは、気分が落ち着いて気持ちがいいと言っていましたと伝えると、笑顔と一緒にこんな答えが返ってきた。

「なら、大丈夫。使用する精油の選択や希釈率は大切なことだけれど、何年も続けていたわけではないでしょう。お父さまとのかぎられた大切な時間を、香りと一緒に過ごせてよかったですね」

先生のそのひとことでこころが軽くなった。

わたしにそんな声をかけてくださったのは、薬剤師の資格を持つ先生だった。先生がなぜアロマの世界に足を踏み入れたかを、とある授業のときに話してくださった。

薬は人を助ける。学生時代からそれを信じて仕事を続けてきた先生は、あるとき原因不明の体調不良に陥った。辛い症状がどこからきているのか。まったく検討がつかないなかで、最終的にそれが、飲んでいた薬剤の副作用であったことが判明したそうだ。薬も完全ではない。その矛盾を身をもって知ったのち、たまたま出合ったのがアロマセラピーの世界だった。いざ学んでみれば、薬理学について知り尽くしている先生が、精油の化学成分を把握することは難しいことではなかった。有効な成分を有しながら、かぎりなく副作用がない。ハーブの持つ力に感銘を受け、すっかりアロマセラピーの魅力にはまってしまったという。

先生は、ホリスティックという言葉を頻繁に使われていた。〝包括的・全体性〟といった意味を持つこの言葉は最近よく耳にするようになったけれど、当時はまだ、それほどあたりまえには使われていなかったように思う。西洋医学の世界に身を置いてきた先生から語られる、自然療法の世界観は豊かで魅力的で、かといって西洋医学を否定するのでもなく、双方を信頼しながら治療できればそれは素晴らしいこと。その柔軟な語り口にこころを掴まれた。

アロマセラピーは、一部の病院では、緩和ケアの現場で取り入れられてきているので、どことなく終末医療の補完というイメージだ。でも、それだけではもったいない。薬理云々の前に、人はいい香りを嗅ぐだけで呼吸が深くなるし、笑顔だって生まれるだろう。笑顔が増えれば、免疫力だって上がっていく。

もっとポジティブに医療現場でアロマセラピーが活用されればいいな。わたしは、父の一件からそう思い続けている。

いっぽうで、アロマがセラピーになるかならないかは、感性が決めるのではないか、とも思う。たとえば、ローズマリーはアンチエイジング、ミントは胃を整えるなど、たんに期待される効果・効能だけで精油の選択をすれば、それは薬を選ぶのと一緒だ。そうではなくて、まずは深呼吸をしながら香りをからだのなかに取り入れてどう感じるか。鼻を利かせてからだにきいてみる。

好きだと感じるか、苦手と感じるか。きっと、そのときどきで感応する香りは変わるのだと思う。たとえば、昨日いいと思った香りを今日もまた好きと感じるとはかぎらない。先週、気持ちが落ち着きリラックスすると感じた香りを、今週は気分が高揚すると感じることもあるだろう。これは、わたしたち自身のからだとこころが常に流れるように変化をしていて、体調やホルモンバランスによっても香り成分への感応性が変わるという証拠だ。大切なのは、そのとき〝好き〟と感じる香りを信じてみること。ここちよいと感じる香りは、いまの自分が必要としている香り。わたしはそう思っている。

「自分に必要なものを自分自身で感じ、見極める」

これは、現代のわたしたちには簡単ではないように思える。けれど、チャレンジしてみるのは悪くない。かつてこんな話を聞いたことがある。

オーストラリアの先住民アボリジニたちは、体調がすぐれないときには原生林へと入って行き、そこで自分にいま必要な植物、草花や木々を採取し、それらを地面に掘ったくぼみに入れ、泉の水をためて入浴していたそうだ。彼らは、植物には人を癒す力があると知っていた。しかも、広い森に生息するはてしない種類のなかから、自分に必要なものを探し出す感性を持ち合わせていたのだ。

その話に驚きながらも、からだの深いところで納得できたような気がした。本来わたしたちが持っている可能性。いまは退化してしまった本能のアンテナ。そういう動物的な感覚や感性を呼び覚ましていけたら……。呼び覚ますまでいかなくとも少しだけでも意識しながら暮らすことで、からだの感応性は磨かれていくように思うのだ。

ところで。この、短い学びの時間を振り返るたびに、わたしのこころはふんわりほどける。それだけあの時間と空間はしあわせで、なかでもとくに好きだったことが3つある。

まずひとつは、授業で必ず行っていた「香りのイメージワーク」。ブラインドで渡された精油を嗅いで、それを言葉にしていくというものだ。ひとつの香りを、朝夕の日差しや時間帯、女性の風貌、あるいはまだ見ぬ海外の風景にたとえる。その香りは草なのか木なのか花なのか。たんに植物の種類をあてるということではなく、その背景にある世界を知ろうとするための、〝感性〟のレッスン。「香り」という目に見えない世界を可視化することはとても有意義な時間だったし、わたしのからだの感性も高めてくれたと思う。

2つめは、受講生同士で行う手のひらのマッサージや、ボディタッチの授業。アンテナを張りめぐらせて人に触れること、触れてもらうこと。そこで感じる気持ちに耳をすますことは、瞑想のようなとても静かな時間だった。

最後3つめは、赤ちゃんの声。わたしが学んでいた学校は、助産院を併設していた。教室は、助産院とドア続き。ときどき漏れ聞こえてくる生まれたての泣き声は、しあわせそのもので、その、まるくやわらかい空気が教室中に広がって、満たされて、それだけでからだがゆるんでいくのを感じた。ただ、ゆるみすぎてついつい居眠りが多くなってしまうことが、授業中の唯一の悩みだったけれど。

猫が教えてくれた自然療法

2014年の秋のことだった。愛猫のしろこが体調を崩し、病院で診てもらったら、喉に腫瘍のようなものができていた。猫の喉はとても細く、これではやがてご飯が食べられなくなるだろうと言われて途方に暮れてしまった。一晩考えて、猫仲間のHさんにメールをした。老齢だから手術はしないこと、でもなにもしないなんてできない、なにかできることがあればアドバイスがほしいと伝えた。すると翌々日、彼女からダンボールが届いた。なかには本が2冊。そして漢方薬とプロポリスが手紙と一緒に入っていた。涙が出た。

野良生活ですっかりやさぐれていたしろこには、我が家に迷い込んで来たときからきつく締められた首輪の跡があって、捨て猫だったことはあきらかだった。お風呂に入れたら灰色だった毛が真っ白になって、見違えるように上品なマダムにゃんこになった。最初は外と家を気ままに出入りしながら暮らし、やがて家に居着いた。わたしが話すことはたいてい理解する。疲れていたらそばにやってきて寄り添い、忙しく書き物をしているときには、自分もどこかへ姿をくらまし、家主をそっとしておいてくれた。ダメと言ったことはきちんと覚えていて、二度と繰り返さなかったし、粗相をしたことも一度もない。わたしにとっての初めての猫は、人間のようなまなざしをした不思議な猫。できすぎるほどいい女であった。Hさんは、お互いの家の猫話をするなかで、わたしがどれだけ彼女を大切にしていたか感じてくれていたのだと思う。

長年猫を飼ってきた彼女の見立てでは、猫はご飯が食べられなくなったらすぐに体重が減り始めるから命取り、ということだった。まずは活力を取り戻すために、霊芝《れいし》（きのこの一種）とプロポリスを与えてみて、とのこと。言われた通りにしてみると、少しだけ食べてくれるようになった。

そして、一緒に入っていた本がとても興味深かった。『犬と猫のための自然療法』（フレグランスジャーナル社）、『ペットの自然療法事典』（ガイアブックス）は、タイトルの通りどちらも西洋医学以外の方法でのペットの健康維持と、もし病気になってしまった場合の療法を提案する本だった。

栄養学、鍼灸、ハーブ（薬草学）、漢方、ホメオパシー、フラワーレメディ、マッサージなど、いわゆる代替医療と呼ばれるメソッドがその歴史も含めて総合的に紹介されているのだが、それはペットのためのものでありながら、同時に、わたしたち人間にも取り入れられてきた療法であることは一目瞭然であった。過去、家族の病気の際に、西洋医学の治療の補完として、自然療法や伝統・民間療法と呼ばれるものを調べたことがある。でも、それぞれの分野の専門書はあるものの、補完医療全般を網羅する資料を見つけることができなかった。このタイミングで、しかも猫のために開いた本にそのとき知りたかったことがすべて詰まっていたことが新鮮で、いつのまにかその世界に引き込まれ、時間を忘れて読みふけった。

「自然療法」という言葉だけを聞くと、少しマニアックな、そして王道ではない不確かなもの、エビデンスのない医療と捉える人、なかには拒否反応を示す人もいるかもしれない。世に有象無象のあらゆる健康情報が溢れているなかで、そんな風に思うことがあってもおかしくない。でも、わたしが捉える自然療法は、西洋医学の他にもアプローチ方法を持っておくという点で、とても前向きな存在だ。なんだか調子が悪い、いつもと少しからだの様子が違うなど、病院に行くまでもないけれどなんだかもやもやするときに役立つもの。ふだんから自身のからだとこころに耳をすましながら、お守りのように傍らに寄り添ってくれる手段。それはお休みの日にゆっくり寝坊をしてひたすら半身浴をしたり、サロンで爪や髪をきれいに整えてもらうこと、美術館で作品にこころを震わせたり、芝居や映画を観て笑ったり涙を流したり、陽の光を浴びながらぼーっとなにも考えずに散歩をしたりすることと、さして変わらない。いま辛いことがあるのなら、そこから少しでも上向きに持っていくために、身近なもの・ことでなにができるだろう？　そう考えること自体が自然療法だし、ひいては自分の内側へ深く潜っていく、そしてみつめる時間を持つこと、それが自己免疫力、治癒力を上げることに繋がると思うのだ。

結局、わたしがしろこに選択したのは、ホメオパシー*だった。動物を専門に診るホメオパスに相談しに行った。定期的に点滴に通いながら、家では、本に書いてある「Tタッチ」というマッサージ方法も実践することにした。「Tタッチ」は、背骨に沿ってその両脇を軽く円を描くようにタッチしてゆく。ゆっくりやさしく。すると、しろこは小さく喉を鳴らして気持ちよさそうにしていた。

なにもできずに手をこまねいているよりも、やっても無駄と決めつける前に、どんなにささやかなことでもできることをいますぐにやる。父の件があったからこそ、そういう判断ができたのかもしれない。

日に日に小さくなるからだに触れながら、ふと思った。出会ったときからこうして毎日なでてきたしろこのからだ。いままで、そうすることで自分がたくさん癒されてきたんだなあ、と。でもいまは、しろこをどうにか少しでも楽にしてあげたいと、ひたすら手をあてる自分がいる。そうか、わたしはいままでしろこに与えてもらうばっかりだった。そう気づいて「ごめんね、ありがとね」と、小さなあたまに手を置いた。

＊　18世紀にドイツの医師、サミュエル・ハーネマンによって体系化された代替療法で、日本語では同種療法。類似したものは類似したものを治すという同種の法則により、症状に似た物質＝植物・生物・鉱物などから作られるレメディ（化学的な反応を引き起こす分子が存在しない段階まで希釈されたもの）を摂取することで、自己治癒力に働きかけて回復を助けるという療法。

五十肩の出会い

右肩の調子がどうもよくない。試しに両腕を上げてみると、右腕だけに鈍痛が走り、意思とは裏腹に、勝手にだらんと下がってくる。極めつけは見た目である。

「ももちゃん、右肩の後ろにこぶみたいな盛り上がりがあるよ！」

友人に言われて気づいた。

日に日に痛みは増してきて自分ではどうにもならず、たまたま紹介してもらったのが、〝整体の原さん〟だった。正確には鍼灸師でもあるそうだが、なぜかみんなそう呼んでいるそうで、ふだんは高知に暮らし、月に一度ほど東京へやって来るという。友人いわく、「からだに触れただけで、日常生活の偏りなんかもいろいろとわかってしまう、すごい人」らしい。出張整体の日程中に運よく予約が取れた。

いままで、鍼灸に通っていたことはあるが整体は初めてである。高知からやって来ているということは、数日中に高知に帰ってしまうわけで、長引く場合はどうしたものかと思いつつもご縁に感謝し、藁にもすがる思いで訪ねて行った。

うながされるままに、布団の上に横になる。すると〝整体の原さん〟こと原禎子《はらさだこ》さんはおもむろに足の裏を触りだした。

「肩が痛いのに足⁉」

わたしはただ困惑した。たしかに友人からは前もって説明を受けていた。

「原さんの整体は少し変わっていて、いつも足の裏から始まるの」

肩の症状は話していたからわかってくれているはずだし、これは信じるしかないと身を任せたことを覚えている。

すでに5年ほどの付き合いになるいまとなっては合点がいく。

からだはパーツごとに切り離されてあるわけではなく、繋がっている。繋がり、相互に関係し合いながら影響を与え合い、生命活動は行われている。たとえば頭痛もギックリ腰も胃の不調も足のむくみも、それは単なる症状であって、症状が出るということとは原因は別にある。言い換えれば、症状は治癒に進むための通過点。痛い、重い、辛い、苦しいなどの症状を感じること＝からだに向き合うこと、それはある意味贅沢な時間なのだと教えてくれた人でもあった。彼女との出会いは、自分自身のからだへの関心をより深いものにしてくれたと思っている。

2時間ほどの施術で、腕は頭上に持ち上げられるまでに回復した。そうして、原さんが言った。

「ももこさん、世の中でいわれる五十肩というものは、30代だろうが40代で発症しようが、五十肩に変わりはありませんよ」

まだそこそこ若いはずだと思っていたわたしは、その言葉を聞き、膝から崩れ落ちそうになった。腕が元どおりに動くようになれば、人はそんなことも忘れてしまうものかもしれないが、隠れ負けず嫌いのわたしにとってその言葉は忘れがたく、この一件から、東京出張整体院「恬愉《てんゆ》」に通うようになった。

愛猫が虹の橋を渡った直後で、弱っていたというのもある。体力には自信があったものの、仕事では出張が続きヘトヘトだったということもある。いま、自分のからだのためになにかしなくては……という予感。年齢的にも40代を目前にして若いときと同じように、全速力で突っ走って仕事をしていくことに不安を感じ始めていたということもある。あたまの端をよぎるのは、「シジュウを過ぎてお金をかけるべきは一にも二にもからだのメンテナンス」といういつかの先輩の言葉……。

しかし、いまから考えれば、五十肩をきっかけにした出会いは不幸中の幸い、〝宝物〟であった。なぜなら、この後、わたしのみならず大切な友人や母の体調を、原さんがとことん見守ってくれるようになるからである。それについてはこれから綴っていくが、この本を書くきっかけになったのも、原さんがいたからこそ。それだけ彼女からの学びは深く、からだに目を向けることは、こころとの繫がりを取り戻す作業でもあると、この後じわじわと気づいてゆくのだ。

ところで、先日。施術のあと、出会いのきっかけとなった件の話題になった。
「五十肩に今では感謝しています」
そう伝えると、原さんは言った。

「ああ。四十肩とも言うには言いますよね。でもあのとき、ももこさんにそういう言い方をしたのは、確信犯です」

誤解を呼ばないよう言葉をつけ加えると、原さんは、わたしのからだを触ったあの日、その場かぎりではなく、引き続きまだ調整したい部分を見つけていたらしい。そのためには、今後もこの人の意思でここに通ってきてもらわなくてはならぬ。治療する側として、その布石を打ったというわけだ。

症状が消えれば「はい、それで解決」ではなく、なぜその症状が出たのか。その原因を探っていくことも治療の一部だし、あるいは、症状が顕在化する前の不調和を捉えることにもなるかもしれない。不安を感じながらも、だましだまし働いていたわたしには、「世の中でいわれる五十肩というものは、30代だろうが40代で発症しようが、五十肩に変わりはありませんよ」という原さんのひとことが見事に刺さり、それがきっかけで、「こりゃまずいぞ」と気づけたというわけだ。もしくは、「もう若くはない。しかし、若くありたい」と望んでいた妙齢の潜在意識を、うまく突かれたということかもしれぬ。

そう思いながら彼女の方を見やると、原さんは黙ったままニヤっと笑った。

からだはたのしい

若年五十肩を経験してから、自分のからだを過信せず、もっと関心を持ちたいと思うようになった。そうしたらやがて、胃もたれ、咳、腰の重たさ、肩こりと、細かい不調が現れるようになった。正確には、新たに不調が現れ出したのではなく、もともとあった、出たり引っ込んだりしていたけれど気づかなかった、いや、気づこうとしなかった小さな体調の波を感じ取ろうと、意識が変わり始めたのだと思う。以前よりも少しだけ、からだをこまめに観察するようになった。

ほぼ月に一度の整体の日は、そんな不調を含めたからだの報告会のようなもので、わたし自身のからだの見立てと、原さんが手あてをしながらわたしに対して感じたことを、すり合わせるような時間になっていた。メモとして残っていた、ある日の原さんのわたしに対するコメントはこんな感じだ。

やんわりと諦めることをやめる。やる前から諦める。うまくいかないことを無理だと思い、いつのまにか諦める方向に持っていこうとする。あたまで考えてばかりいて、行動する前に諦める。そうではなくて、すぐに答えを出さず、いまは時期ではない、タイミングではないから少し待とうという気持ちに変えてみませんか。

当時、確かに少し焦っていることがあり、自分の思いや働きかけとは反対に状況がまったく動かずにイライラしていた。どうせ思い通りにいかないのであれば、いっそもう諦めた方が楽。そういう思いが浮かんでは消え、消えては浮かんで……。だからといって、投げ出す勇気もない。そんな抜け出せない状況にはまってしまっていることに気づかずにいたのかもしれない。毎日普通に過ごしてはいたけれど、症状としては、なんとなくいつも腰が重たくて、背中は板が入っているかのようにカチカチだった。でもこの重さや硬さはいまに始まったことではなく、長らく持っていたものだったようだ。これまでだったら、さして不都合も感じずにあたりまえに過ごせていたのかもしれないが、違和感を不調として意識できるようになったのは一歩前進だった。

では、原さんがなぜ２０１５年ごろのわたしの様子を見ていてそう感じたのか。当時を振り返ってもらったら、それは歩き方を見ていて感じたのだという。「なんというか、未練があるような歩き方をしているようでした。諦めたいけど諦められない、もしくは諦めるしかないと思っているような」、と。具体的に描写すると、〝かかとを擦るような重い歩き方〟。その話を聞いて、「ああ、そういうところまでも観察されているのだ」と、施術家としての彼女の感性に感心した。

整体の施術は１時間半。でも診察は部屋の扉を開けた瞬間から始まっていたのだ。そして、確かに言われてみれば納得がいく。だれだって落ち込んでいたら顔は下向き加減になるし、足取りだって重くなる。元気かそうでないかくらいは周囲にも伝わるものかもしれない。でもそのメンタルの浮き沈みをからだの症状まで昇華させて理解できるのは、全身の骨格や内臓、からだの相互関連について知識があるプロだからこそだと思った。

原さんの過去の経験でいうと、〝かかとを擦るような重い歩き方〟と対照的な例では、同じく諦めきれなかったものを持っていた人が、なにかをきっかけにして、あるときぱっとそれを手放した。すると、足取りが一気に軽やかになり、顔色も変わったそうだ。

それは、簡単に解釈すれば、周囲の状況が変化したからと捉えることもできるけれど、見立てを変えれば、こころのつかえが取れる前に、先にからだが変わったから、とも考えられる。からだが変わる。つまり体液や血流のめぐりがよくなり、からだがゆるむことで結果的に気分が変わり、やがて状況は変わらずとも、考えが変わり決断が変わった。

からだとこころは繋がっている。

そう常套句のように言われるけれど、その本質をわたしたちは簡単に忘れがちだ。なぜなら、日々起こる日常の事象に惑わされ続けているから。

「こころが閉ざしてしまっているな、なんか悪いことばかり考えてしまうな」。そんなときは、胸を開いて思いっきり息を吸う。そして吐きながら肩甲骨を下げるよう意識する。あごを上げて正面より少し上を見て、胸から進むようなイメージで足を出す、かかとをつく。歩いてみる。歩き続けてみる。朝でも夜でもいつでもいい。帰り道に一駅手前で降りてみるのもいい。ただ歩く。軽く汗をかくまで歩くことに集中する。

歩いていることを忘れるまで歩く。それが、あたまとこころの小休止になる。これもまた原さんからもらった知恵のひとつだ。

言われた当初は、ちょっとめんどくさいと思ってしまったものだ。でも実際にやってみると、こころのつかえはからだのつかえでもあるということがわかる。ただ歩くことで確実にからだが軽くなる。からだが温まると、不思議と考え方も柔軟になる。するといままでこだわっていたことや腹を立てていたこと、悲しかったことなどが、急にバカバカしく思えてきたりする。じつは歩くことって自分でできる究極の整体なのではないか？　そう思えてきた。究極的には、自分のからだは自分でしか癒せない。こころも、またしかり。

だからこそ、からだはたのしい。

からだの力を信じてみる　原禎子さんのこと

原さんは、ゆっくりと落ち着いた声で話す。初対面の印象は「すごくどっしりとした人だなあ」。ものごとに動じなさそうで、魂が大きいというか、まだ若いのに肝っ玉母さん風というか。「この人は信頼できる」と一瞬で感じた。だから初診のときから丸太のようにどでんと寝転んで、からだをゆだねることができたように思う。しばらくして、一緒に食事に行くことになって待ち合わせをしたときに、外で会った彼女が思いのほか小柄で驚いたものだ。

原さんは、ふだんは高知市で鍼灸と整体の治療院「恬愉」を開いている。そして、出張整体と称して東京にもやって来る。

原さんの整体は、足の裏から始まる。毎回、両足の裏をこまめに軽く触れながら、なにかを確かめている。最初、どうして足の裏からなのかと尋ねたら、「小心者なので」。ひとことそう言って笑ったその後に、「急にお腹とかあたまに触れられると緊張される方も多いでしょう。だからいちばん抵抗の少ない、遠いところから、からだのご機嫌うかがいをしているんです」と、付け加えた。そのときはつられて笑ったけれど、その後しばらく経ってから、じつは足はとても饒舌で、そこには日常、暮らしのなかで培った考え方のクセや各人の性格が如実に現れるのだと教えてくれた。もちろん、触ったときの体温、肌質、足裏のどの部分に重心がかかっているのかも触れればみえてくる。足は唯一地面に着いている場所だから、世界との関わり方が表れる。違和感があったり、硬くなっているところはないか。まず足の裏で観察をする。足の裏はヒントの宝庫。

「ももこさんの第一印象はせっかちです。前のめり。足の裏の前方のふくらみが硬くなっていて、重心がそこにかかっているのが伝わってきましたから。あと、少しひねくれていたかな。でも、それはだいぶ治ってきたと思います」

わたしはどちらかというと他人にはのんびり屋だと思われている。そういう側面もあるにはあるが、反面とてもせっかちな人間でもある。あたまのなかでいつもなにかを考えている。だから、早とちりがあったり、そして、大人なのによく転ぶ。たぶん、意識が先走って、下半身が付いていかなくなるときがあるのだろう。とにかく、原さんに指摘されてはっとした。本当に足の裏は、嘘をつかないのだ。

足の裏を確認した後、原さんの手は、足首からふくらはぎ、膝を経由して股関節周りに進むこともあれば、胃腸の周辺を重点的に施術することもある。腕を触るときもあるし、背中に時間を割くこともあったり、本当にそのときに応じて違う。聞けば、この順番は鍼灸の際の指針となる経絡のツボに沿っているわけでもなく、人によってもそのときによっても同じ道筋はひとつもないのだという。しばらくひとつの場所に触れていると、自ずと次に行くべき場所へ手が誘われる。そうやって施術を進めていく。「まったくもって理論的に説明ができなくて申し訳ないのですが、そういうことなんです」と、申し訳なさそうに原さんは言う。触れられているときの指先の力も、ぎゅうぎゅう押したり揉んだりなどもいっさいない。指圧とも違い、本当に軽くやさしく、施術される側が少々拍子抜けするくらいだ。ただ、静かに。毎回の施術で、なにかを確かめるように、指の腹と手のひらを使い分けながら絶妙な圧でからだに触れられているのが伝わる。それがなんともいえず気持ちよくて、気づくといつも夢のなかにいる。

　昔、ピアノの調律師の仕事を間近で見たことがあった。ピアノの蓋を開けて、鍵盤をやさしく押さえながら、旋律に耳をすまし、内部を覗き込む。きっとこれは集中力と特別な技能のいる繊細な仕事なのだろうと、子どもなりに感じた。人のからだをみる仕事も、調律師のようなものなのではないかと思う。ただし、人のからだは、ピアノのようにパカッと開いて中身をみることができない。しかもここが心臓でこのあたりが胃で……と内臓や骨の場所はだいたいわかっても、ひとつとして同じからだはないから、規則正しく並んだ鍵盤を相手にするのとはまったく違うだろう。究極のブラインドタッチ。手のひらの感覚を研ぎすませる術というわけだ。

「整体」というものがどんなものなのか。わたしは原さんに出会うまで、じつはぼんやりとしか知らなかった。日本では、西洋医学を補完する治療として国家資格を与えられているのは、鍼、灸をはじめ、あん摩マッサージ指圧と、柔道整復（術）のみだ。

でも、この整体のように、明治時代後期からの日本には〝療術〟と呼ばれた民間療法がたくさん生まれ、市井に派生していった歴史がある。〝健康法〟という言い方をすればだいぶ馴染み深いだろうか。一般的なものだと、カイロプラクティック、温熱・電気療法などもそれに当たる。最近は、〝セルフケア〟という言葉が一般化してきているけれど、裾野を広げればそれもまた民間療法といえるのかもしれない。

では、この「整体」の生みの親はだれかといえば、言葉の発明はさておき、広く普及させたのは野口晴哉《のぐちはるちか》という人物だといわれている。著書で見る野口氏は、袴姿のなかなかに厳しそうな方。彼は人間のからだを、12の基本体癖とそれが2〜3種混ざったものに分類することができるという「体癖論」を説き、からだに手をあてることで自然治癒力を喚起させる「愉気法《ゆきほう》」や、「活元運動《かつげんうんどう》」という、体操のような動きでからだを整える方法などを編み出し、独自の身体研究を基にした方法論を残している。わたしたちが、その内容まで深く知らなくとも、「整体」という言葉にわりに馴染みがあるのは、この野口氏の理論や活動が、熱心にいまも広く引き継がれているからといってもいいかもしれない。

原さんは、鍼灸学校に通って資格取得を目指していたときに、この整体師・野口晴哉の存在に出会ったのだと教えてくれた。立ち寄った古本屋で『整体入門』（ちくま文庫）という一冊をたまたま見つけて何気なく手に取った。ときどき雑誌なんかで「人生を変えた一冊」などと特集が組まれていたりするけれど、彼女にとってはまさにこの本こそが、〝人生を救った一冊〟になった。

あるとき、原さんにこの仕事を選んだいきさつを尋ねたことがある。

「なんででしょうねえ。なにをするにも中途半端で、この仕事に就かなければ自分をごまかしたまま、ろくでもない人になってたんじゃないかと思うんですよ」

お酒が入っていたからか、原さんはわたしの質問に対して、最初、答えにならない、煙に巻いた言い方をした記憶がある。そして、鍼灸・整体の仕事は、まっとうになりたいと願った自分が無意識に手繰り寄せた仕事だと、後から付け加えた。

原さんの以前の肩書きはプランナー。高知市内の広告制作会社で4年ほど働いていたことがある。学生のときから絵を描くことや物を作ることが好きだったけれど、本人いわく美大を受験するガッツもなく、早く身を立てたい、稼げるようになりたいという思いもあって、高校卒業後は、大学ではなくデザインを専門に学ぶ県内の職業訓練校に入り、そのまま流れるように就職をしたという。そうして、これまた彼女の言葉を借りれば、「経験もないくせに独立心だけは旺盛だった」若き原さんは、仕事に全力で打ち込み、会社に寝泊まりすることも厭わずがんばり続け、そして早々に息切れをしてしまった。こころもからだも行き詰まり寸前。そんなとき、同僚の話のなかでたまたま「鍼灸マッサージ」というキーワードを耳にする。高校時代に東洋哲学に惹かれていたことを思い出した彼女は、ひらりと方向を変え、その翌年に鍼灸の専門学校へ入学し直してしまうのだ。

個性的な上司や無理難題を言うクライアントとも離れ、これからは見えないエンドユーザーではなく、目の前の人の役に立ちたい――。最初は楽しかった。知識が増えていく喜びに浸っていたから。でも、勉強を重ねるうちに迷いが出てきた。いくら勉強だけしても、哲学を学んでも、生身の人間、人体の本質がわからない。そんなとき、入学前に母親から言われたひとことがあたまをよぎる。「命を預かる仕事の責任に耐えられるのか」。当時は「大丈夫っしょ」と軽く返せた。でも、いまは違った。

「なんとかして人を治せる人にならないといけない」

そんな思いにかられ、原さんは次第に追い詰められていく。同級生のなかで、体調が悪いという友人を捕まえて、授業以外にも実技練習を重ねたけれど、一時的な軽快は見込めても、相手が抱える不調の本質まで辿り着くにはいたらない。不調という〃目に見えない敵〃をどうやったら排除できるのか？　そもそも自分にその資質があるのだろうか。そんなことを考えているうちに、自らもまた見えない敵に侵されていったのだ。

「いまから思えば、なにを甘ったれたことを言いゆうが！　と、自分で自分のあたまをはたきたくなりますけどね」

酎ハイのジョッキを傾けながら、原さんが快活な土佐言葉で当時の自分にツッコミを入れる。同時に、いまなら笑えるが、当時は相当にキツかったことを吐露する。不安とストレスから、夜は睡眠導入剤を飲んでも眠れなくなっていた。安定剤などを含めるとびっくりするほどの数の薬にすがらなければいけない日常に、東洋医学を志す立場としてさらに罪悪感に苛まれていったのだという。

『整体入門』にこんな一節がある。

「私のいいたいことは、表面に表われている体力だけが体力のすべてではなく、潜在している体力も体力であることを自覚し、自発的に行為すれば、こういう力を活発に喚《よ》び起こすことができるのだということであります」

「人を治すこと」に懸命に、というよりもむしろ固執するあまり、その人自身が本来持つ、治ろうとする力の存在を治療家として見誤っていた。無駄なことをからだはしない。病むのも治るのも必然。ましてや「治してあげる」など、なんとおこがましい。原さんははたと気づいた。まずは自分自身でいまの自分を治さなければ！

原さんの話を聞きながら思う。自分は治療をされる側になったことしかないが、治療する側の責任というのは、わたしたちが考えるよりもずっと重たいものに違いない。まずは、自分のからだを全力で信用すること。それができたとき初めて他人のからだをみる自信が生まれるのかもしれない。

治療院のサイトのプロフィールには、こう記されてある。

――知らぬ間に病んでいたなら、知らぬ間に治るように。知らぬ間にまとわりついた捉われから放たれ、その人の素直な力が発揮されるように。

「身体を通してその（人が変わる）手伝いをするのが自分の仕事ではないかと思っているんです」
原さんは「わかるまでにずいぶん時間がかかりました」と言い、やれやれと困ったような顔で笑った。

治療院を開いて15年が経つが、毎回、患者さんが自分の鏡となって目の前にハードルを置いてくれる。ハードルとはつまりからだの不調そのものでもあるのだけれど、不調とは、こころ、気持ちのねじれの表れ。こころがねじれるということは、置かれている環境、思考、思考からくる感情が自ずと関係してくるわけで、それを紐解いていくことは、自分自身に否が応でも向き合わなくてはいけないということなのだ。屋号の「恬愉」とは、「恬淡虚無《てんたんきょむ》にして愉《たの》し」。つまり「こころにわだかまりがなく伸びやかな様子」を意味している。機嫌よく働き、お腹が空いたら食べ、眠たくなったら眠る。そして眠るように死にたい。原さんの理想もまた鏡のごとく、いま、からだをみてもらっているわたしたちの理想と重なっていく。

ところで。本当にどん底だったとき、じつは野口晴哉ともうひとり、彼女を救った男性の存在があったそうな。もう、なにもかもがいやになってしまった夜、いつもより多くの薬を飲み、意識が遠のくなかで、一瞬だけ命が終わってもいいと思って、はっとした。「来月のミッチー（及川光博）のライブにはなにがなんでも行きたい！」。そのままとっさに119番をプッシュした。

わたしは、口に含んでいたビールをふき出さないように慎重に飲み込んだ。

原さんの第一印象。すごくどっしりとした感じというのは、どん底を経過したからこそ培われた人へのやさしさ、まなざしの深さからきているのではなかろうか。わたしは、自分のからだをゆだねるなら、自信満々で腕がいいことを自負する人より、失敗やヘコタレを経験して這い上がってきた人を選びたい。

知らぬ間に病んでいたなら、知らぬ間に治るように――。

病むことも治ることも必然。治る力は腹の底から立ち上がる素直な力。そしてその力は、だれもが持っているもの。

こころとからだは、思っているほどやわじゃない。

薬草のブーケ

わたしたちは並んでおしゃべりに夢中になっている。Tさんとわたしはフラシスター。同じハラウ（教室）でフラを踊っている。その日は、イベントがあって横浜に来ていた。机を並べた控えの場所で、身支度を整えながらの時間はいつも楽しい。久しぶりに会うとなればなおのことだ。

Tさんはやさしくて素敵なフラを踊る。そして、わたしがティーン時代に夢中で愛読していた雑誌の編集長だった方でもある。会社を離れてからは、家族と山形へ移り、そこで東京のハラウの山形クラスのインストラクターを務めていて、たまたま同じ教室で出会い、仕事上共通の知り合いが多かったこともあり、あるときTさんの方から声をかけていただいた。編集という仕事も、フラの経験も、大大大先輩。あこがれの存在の方から声をかけていただいて夢のようで、激しく恐縮したのを覚えている。一年に二度ほどしかご一緒する機会はなかったけれど、同じ曲をとなり同士で踊ることも多く、そうして少しずつ親交を深めさせていただいた。

いつも気さくでご機嫌で、ニコニコと笑顔が絶えないTさんは、興味があることに対して子どものようにアンテナを張っている。かわいいもの、素敵なものをたくさん知っていて、会うたびにいろいろと教えてくれる。手芸も得意で、洋服作りもお手のもの。いつもさりげない装いなのにとってもおしゃれで洗練されている。

そんな好奇心旺盛なTさんが、踊りの合間に化粧直しをしながら言った。

「わたし最近アロマセラピーにはまっているの。自然の香りはいいわよね〜。いい香りを嗅ぐとからだがゆるんで、ほっとする。とてもいい先生を紹介してもらったんだけど、つるももちゃんにも会ってほしいわ〜。取材をしてみてもおもしろいかもね」

もったいぶった言い方をいっさいしない気持ちのよい話しぶりに、わたしはすぐに惹き込まれる。「どんな先生なんですか?」。聞き返すと、以前、わたしが誕生日プレゼントに友人からいただいた、オリジナルブレンドのハーブティーを作っている方と同一人物でびっくりした。京都に住んでいる樫田《かしだ》幸枝《ゆきえ》さんという女性だった。「ご縁てあるのよね、すごいすごい」と言ってTさんは手を叩いて、「ほら、これ」と小さな包みを差し出した。

それはパラフィン紙に包まれた小さなブーケだった。Tさんがそれをわたしの鼻先に近づける。うながされるままに吸い込むと、ローズマリーとアップルミントのスパイシーでさわやかな芳香が喉をすーっと通り抜け、胸まで届いた。中央に咲いている小さなピンクのお花はなんだろう？　目を丸くして花々を覗き込んでいると、Tさんはちょっと得意げな顔で、「これ、その先生がくださったの。旅の道中に香りが傍らにあるだけで、移動のストレスも軽くなるからって。こうやってカバンに入れて持ち歩いているの。いいでしょ」と教えてくれた。この小さなブーケは「ノーズ・ゲイ」や「タッジー・マッジー（おまじないの言葉）」とも呼ばれているらしい。思いやりのこもった小粋なプレゼント。それにしても、ブーケと一緒に旅をするなんて、なんとロマンティックなのだろう。Tさんの旅のために、わざわざこの花束を京都から山形まで届けた人に会ってみたい、話がしてみたい。わたしは、まだ会ったことのないブーケの作者を思い描いた。

少し前にTさんは大きな病気を経験されていて、そのとき親友が、回復の助けになればと、アロマセラピーの存在とご友人が信頼している樫田さんを紹介してくれたそうだ。強い薬の副作用でからだが辛いとき、その辛さにこころが折れそうになってしまったとき、ハーブの香りを嗅ぐだけで癒されるありがたさを知った。以来、Tさんの生活にハーブとその香りは欠かせないものになったという。

その夜。無事に踊り終えた後の打ち上げの席で、Tさんが挨拶をした。病気が小康状態となり、体力も少しずつ回復してきたこと。フラができることの喜びについて。みんなに囲まれていつもの笑顔を覗かせながら。

宴会が始まりしばらく経ち、疲れが出ないように先にホテルに戻るという彼女が、帰り際、わたしの席に駆け寄ってくれた。「はい、これ！」そう言って渡されたのは、あの昼間のブーケ。キョトンとお礼もままならないわたしに、「またね！」そう言って軽やかに手を振って帰っていくTさんを見送りながら、そっとブーケに鼻を近づけた。香りは丸一日経ってもなお消えることなく、ハーブという植物の生命力に圧倒された。こうして思いがけず手から手へパスされたブーケを、わたしは大切に持って帰り、小さなグラスに挿してベッドサイドのテーブルに飾った。夜寝る前も朝起きたときも、グラスごとそっと鼻に近づけて、その香りをしばらく楽しんだ。

鼻から入った香りは、鼻腔を通りながら粘膜に吸収され、ダイレクトに大脳辺縁系へ届く。この植物の香りが持つ化学成分（有効成分）が皮膚や粘膜を通して神経へ届き、体内に吸収させることで、からだになんらかのアプローチがあるというのがアロマセラピーの考え方だ。そして香り、嗅覚は、視覚を通さない分感覚的に脳に届くので、そのときの出来事とリンクして記憶されることがある。ふと漂ってきた風の匂いにいつかの旅を思い出したり、季節ごとの花々の香りとその時期の思い出が重なり、こころが震えることもそれが理由だ。

アップルミントとローズマリーの香りを同時に嗅ぐと、わたしはTさんのことを思い出す。ほのかな甘さの残る、強さと柔らかさを含んだ初夏の風のような香り。それはTさんのイメージ、そのものでもある。

山形と新潟の旅

「1月の山形レッスン、より楽しみになりました。翌日は、羽黒神社へお参りに行きませんか？　わたしも2017年のお願いごとをしたいです」

先輩フラダンサーのTさんからメッセージが届いた。ふだんは鶴岡市に暮らしているので、会えるのはフラのイベントや発表会があるときだけだったけれど、いつも気さくに話しかけてくださって、わたしはその人柄ややさしい表情と、彼女の踊りを素敵だなあと思い、勝手に慕わせていただいていた。

以前、そんなTさんとしゃべっていたら、鶴岡の話題になった。東北は個人的にも大好きな土地で、秋田・青森・岩手・福島は、仕事も含めたら数えきれないほど旅してきたけれど、山形に行く機会は少なく、とくに鶴岡にはまだ行ったことがない。古くから山岳修験の神聖な地として知られている出羽三山に興味があること。その三山のひとつ、月山の名物のお漬物が好物で取り寄せていること。好きな作家、藤沢周平の故郷だし、日本酒も野菜も果物もおいしいところだから一度訪ねてみたい。そんな話をしたら、「案内をしたいから、近くぜひ遊びに来て」と、誘っていただいていた。だから、数ヶ月に一度、フラの教室を主宰する先生が山形でレッスンをする機会に同行させてもらうことにしたのだった。

２０１６年の12月は、休みも取らず仕事ばかりしていたから、年明けの山形訪問は、久しぶりのプライベートの旅。短い旅とはいえとても楽しみにしていた。だから年明け早々に、Tさんから「じつは年明けから入院していまして退院時期が読めません」と連絡がきたときは、かなりがっかりしたと同時に、とても不安になった。メッセージは、「わざわざ東京から来てくれるのに会えないのはとても残念です。ま、そんな事態になるかもしれないということです」と、続いていた。文面とは裏腹に、文末にはおどけた絵文字が添えられていて、そこにTさんらしい、明るく周囲を気遣う人柄が表れているようで、胸がちくりとした。

旅の計画では、鶴岡に一泊した翌日に日本海沿岸を電車で移動して、新潟へ行くことにしていた。以前、フラのイベントでTさんからパスされたハーブのミニブーケの作者、アロマセラピストの樫田幸枝さんが、ちょうど同じ時期に新潟市でワークショップを開くことになっていたからだ。これもTさんの計らいで、「ぜひふたりを引き会わせたいから」と、段取りをしてくれていたのだ。その好意を無駄にしたくない。わたしは、Tさんに会えることを願いながらとりあえず鶴岡に向かうことにした。

特急いなほの車窓から見えるのは冬の日本海。打ち寄せる波の豪快さにさっきから目が離せないでいる。鶴岡では、結局、Tさんに会うことはできなかった。翌朝、後ろ髪を引かれつつ、新潟へ向かう電車に乗ったのだった。でも、いっぽうでこれから樫田さんに会えると思うと、それはそれですごく楽しみでもあって、なぜなら彼女のことはなにも知らないのに、彼女の手が生み出すもの、ハーブティーやブーケだけが先にわたしの手元に集まってきていたから。仕事柄、愛用しているものの作者を取材というかたちで訪ねる機会も多いけれど、それが道具など手元に残るものではなく命ある植物だったことも、どことなくロマンティックに感じられた。

やわらかな透明感がありながら、野生の強さを感じる。

樫田幸枝さんの第一印象はそんな感じ。それは、誕生日にもらった樫田さんのハーブティーを初めて飲んだときの味わいにも共通していた。この世のなかのものはみんなそうなのかもしれない。ハーブティーもブーケも、道具も料理も文章も踊りもなにもかもが、それを生み出した人を鏡のように映し出す。

「初めて会ったのにそんな気がしない」とわたしが話したら、樫田さんもまた「ほんとに」と言って笑った。

この日のワークショップは、市内の雑貨店の2階のアトリエが会場だった。アロマオイルをブレンドして自分の香りを作るという内容だったけれど、彼女は、集まったわたしたちに「まずはリラックスをしましょう」と言って、「こころが落ち着くやさしい気功」とタイトルの付いたプリントを配った。

「こころをしずめるためにいますぐできることがあります」

冒頭にはそんな言葉が綴られてあった。鶴岡に半分こころを置いてけぼりにしたままここに来てしまったと感じていたわたしには、とても響く言葉だった。ページをめくり、最初に書いてあったのは、「やさしく手をなでる」。「ゆっくりやわらかく、いたわるようにやさしく、手のひらをなでていきます」とある。言われた通りにやってみれば、少しだけ力が抜ける。そのあとには「よしよしとあたまをなでる」「ほっと胸をなでおろす」と続いてゆく。

そのどれもが、所作としては「これって気功？」と思えるほど単純なものばかり。でも言われるままに見よう見まねでやっているうちに、だんだんとからだがどっしりしてくるというか、呼吸が深くなるように感じられて、ほほぅ、となった。単純、あたりまえなことほど、ふだんおざなりにしがちなのだ。

そして9番目の所作、「自分をだきしめる」のところにきて、ふわっと両腕を広げて、それから自分を抱きかかえるように胸の真んなかで手を重ねたときには、胸がしゅんしゅんとするというか、なんだか恋をしたときみたいに切なくなった。同時にぶわっと一気にからだの力が抜けていき、悲しくもないのにじんわり涙が滲んだ。

その後、エッセンシャルオイルを嗅ぎながら、気になる香りをブレンドしてマッサージオイルを作った。どんなオイルを選んだか。たしか、ローズマリーを主体に、真冬にしてはピリッとスパイシーな香りが出来上がったように記憶している。ブレンドしたオイルの種類はぼんやりしているいっぽうで、はっきりと覚えているのは、その香りに付けたタイトルのこと。タイトルを付けましょうと言われたときに、あたまに3文字がすっと浮かんで、迷いがなかった。わたしは、ラベルに「新天地」と書き、オイルを詰めた小瓶に貼った。わたし自身が環境を変えたいと思っていたのかもしれない。ここではない次の場所へ行きたかったのだろうか。お別れのあいさつにも使われるその言葉が、あのときなぜ浮かんできたのかはわからない。

ワークショップを終えて、新幹線の時間を気にしながら急いで外に出ると、いつのまにか雪が本降りになっていた。

それから二週間ほど経って、Tさんは旅立っていかれた。

直接ありがとうを伝えることができなかった。それがいまでも心残りだ。最後にわたしと樫田さんを繋いでくれたTさんに、こころから感謝をしている。

あの、フラのイベント会場でたまたまとなり合わせに座っておしゃべりした日の楽しかったこと！　あの日が、あのブーケが、Tさんの手を介してわたしと樫田さんを繋げてくれました。Tさん、ありがとう。

いまもわたしと樫田さんが会うと、まずはTさんの話になる。姿は見えなくても、声が聞こえなくても、いつもそこにいて一緒にお茶を飲んでいる確信がある。だから、「きっといますね、Tさん」と、どちらからともなく言って笑い合う。それはきっと変わらない、これからもずっと。

治ることは自然

自分のからだを、どこかブラックボックスのように感じて暮らしてきた。たとえば、肌や毛髪や歯茎などは、乾燥したり吹き出物ができたり、腫れたり出血したり、変化や不調が目に見えるから敏感に反応することができる。でも、ことからだの内側となると、見えないだけにこころもとない。たんにお腹が痛いといっても、それが胃なのか腸なのか子宮なのか卵巣なのか。それとも腰痛からきている痛みなのか。いろいろと種類はあるわけで、もっと漠然とした、たとえば熱はないけどなんとなくだるいとか、そういったたぐいのことが起きると、「この（からだの）中身、いったいどうなってんのかなぁ」と不安になる。真相は闇のなか。

だからこそ健康診断や人間ドックというものが必要になってくるわけだけれど、ある人にされた質問で、目が覚めた瞬間があった。

「たとえば、副腎てどこにあるかわかりますか?」

五臓六腑などと言うけれど、臓器のメジャー選手の守備位置はぼんやりと把握していても、他にもからだの構成メンバーはたくさんいるはずである。それを知ろうとする努力もしていなかった自分に、はっとした。これではいつまでたってもからだは文字通りブラックボックスのまま。万が一事故が起きた後に開けるのでは遅い。

そんなことから、『ぜんぶわかる人体解剖図』(坂井建雄・橋本尚詞著　成美堂出版)なるものを買ってみた。それによれば、副腎は、小さな三角形をした臓器で左右の腎臓の上にある。背骨のすぐ脇、心臓の下、腹膜腔内、からだの奥深くにあるため表面から触ることはできない。それでも思わず、ここら辺かなという場所を手で押さえてみた。むろん、わからない。でもたしかに2つあって、日々恒常性を保つためのホルモンを分泌してストレスに対応したり、免疫や炎症を抑制したり、糖の代謝を調節して、血圧を正常に保ったりしてくれているそうな。5センチ足らずの小さな臓器なのに、副腎ってよく働いてる!　いや、副腎のみならず、健気な生命活動がこの箱のなかのあちこちで相関しながら行われているのだ。そうして呼吸は止むことなく、血流は流れを止めることなく全身をめぐって、細胞のひとつひとつが昼も夜も関係なく活動し続けてくれている。ああ、からだってやつは、なんて愛おしい……。

ブラックボックスの中身を確かめるべく、自分のからだのことをもっと知りたいと思ったとき、新しい本との出合いがあった。それは、京都に暮らし、長年、気功と整体の指導をしている天野泰司《あまのやすし》さんという方が書いた『治る力』だ。副題には「病の波を乗りこなす」とある。

タイトルだけを見ると、この本を手に取る人は、読者本人、もしくは身内の方が病を抱えている場合が多いと察した。わたしにこの本を教えてくれた人もまた、楽観はできない状況をくぐり抜けてきた人。本人が辛い状況にあるとき、自分の状況を客観視しながらこういった本を読むことは簡単ではないはず。内容によってはメンタルにとても影響を及ぼすと思うから。でも、彼女はこの一冊に相当な勇気をもらったそうで、そして健康な人にこそ読んでほしい一冊だと話していた。

さっそく取り寄せてページをめくれば、冒頭に「病は才能である」と書かれてあって、少々面食らった。でも、読み進めるうちに、これが単なる養生法の紹介や病を克服するための指南書ではなく、もっと根源的な、生きるうえで力を湧かせてくれる、たとえるなら〝からだ賛歌〟のような内容だと思えた。著者は書いている。

「仮に、自分ではどうにもならない外的因子によって病が引き起こされ、何か判らないものに苦しめられているとするなら、得体の知れない悪い奴らをやっつける以外に回復の方法はありません。逆に何らかの必要があって自分の才能を発揮している（病にかかっている＊著者補足）のだとすれば、その使い方しだいで病気も治っていくでしょう」（『治る力』春秋社）

からだが本来持つ力を「自然治癒力」と呼ぶならば、それを発動させる方向、才能を発揮していると自覚する方向へ、考え方をシフトチェンジするのがまずもって大切だと天野さんは言っている。病気になるのも治るのも自分自身の力＝才能であると認めた方が有利なのだから、と。そのひとつの方法として、気功や整体を用いた「手あて」を紹介している。もちろん、東洋医学や哲学が絶対などという決め付けはない。現代医療も含め、主体性を持って、できることはなんでも活用すればよい。天野さんのやさしく明快な語り口はなんとも気持ちがよい。そして読み進めていくうちに、どんどん明るい気持ちになっていく。なぜならば、文章の隅々に天野氏のからだへの信頼と愛情が散りばめられているから。〝治す〟のではなく〝治る〟。それが自然。

頭痛がするとき、気づくと両手であたまを抱え込んでいる。胃が痛ければ自然と患部をさするだろうし、悪寒がしたら芋虫のように丸くなって布団にくるまり、体温が逃げないようにする。調子が悪いとき、自然とやっていることは案外多い。伸びをしたければする。あくびは我慢しない。咳もくしゃみも、おならだってしたいときにすればいい。自然に起こるからだの欲求は、背中やお腹のこわばりや、あたまの緊張や、食べ過ぎを調整する自浄行為。そう納得すると、なにげなくやりすごしているからだの営みにさえ興味が湧いてくるから不思議だ。

たかだか解剖学図鑑を眺めたところで、ブラックボックスだと思っていたからだの全貌があきらかになったわけではない。でも、知ろうと努力をしただけで、真っ暗闇だった中身にわずかな明かりが灯ったように思えた。そのわずかな光は、たとえるならば空の星。天体の星ひとつひとつを繋ぎながら星座を知るように、わくわくしながらからだという宇宙の勉強をするのも悪くない。

手あてごっこ

きゅーとお腹を掴まれるような緊張が走った。「じつは再検査にひっかかっちゃって」。仕事の先輩であるNさんは、深刻になりすぎずに伝えようと努力している。でも、わたしの顔はこわばっていたと思う。浮かない顔をしているわたしを見て、Nさんは励ましてもらえることを期待していたから、と残念そうにした。ただ、申し訳なかった。結局、その日は気の利いた言葉がなにも見つからなかった。

後日、わたしは鍼灸マッサージ師の原さんに連絡をした。彼女とは、いっとき体調を崩したのをきっかけに出会い、自分のからだをみてもらうようになって一年ほどが経っていた。

「本人から連絡があるかと思いますが、薬と放射線で治療を進めようとしている友人がいて、原さんの話をしたら会いたいと言っています」

　手短にメールを打つと、「わかりました」と、すぐに上京の日程を送ってくれた。あの日、励ましの言葉は見つからなかったけれど、ただ、Nさんに原さんのことを話したのだった。もしも興味があれば繋ぎます、と。こうしてNさんもまた、原さんのところへ通うことになった。


　だれか大切な人が病気になったとき、なにか手段を施せるのは医者だと、周囲は静かに応援するしかないと、かつては自分もそう思ってきた。でも、それは違った。ここ数年で考えが変わった。もちろん、病に向き合う当人の周囲は、騒がず静かにその人を見守ることが大前提。でも、見守るとなにもしないは大違いだ。では、周囲になにかできることがあるとすれば、その人本来の免疫力や、自己治癒力の助けになる方法を提案することだといまは感じている。ただし、押し付けではなく、正義感でもなく。じつはそこがいちばん難しいけれど、「同じ立場だったら、わたしならば必要とする」ことを伝える。本人がそれを選択するかはまた別の話だ。

　かつて父が入院していたときにもどかしかったのは、「病気は医者が治すもの」という考え方だった。たしかに近代医療は、わたしたちのからだを助けてくれる行為かもしれないが、バランスを崩した自分のからだを根っこから回復させることができるのは、自分だけだ。だれかになにかに頼りきるのではなく、選ぶ。「なにもせずに手をこまねいているよりも、やっても無駄と決めつける前に、どんなにささやかなことでもできることを、いますぐにやる」。そうすれば、見守る側、寄り添う側の心配もモヤモヤもストレスも緩和されると思う。そして、いままさに病に向き合っている人に必要がないことは、ただの心配と、やみくもな励ましだ。少し乱暴に聞こえてしまうかもしれないけれど、わたしはそう思っている。

天野泰司さんが書いた『治る力』に出てくる言葉に、「透明な集中」というものがあった。病を全力で乗り切る人を見守るときに必要なのは、熱心な激励ではなく、静かな声援。それはたとえば、サッカーの歓声ではなく、アーチェリーの精神集中を促す音のない応援だと天野さんは書いている。ひいてはその応援が、病に向き合う人の「透明な集中」を高める。なにかに包まれているような安心感、見守られている充実感に繋がるのだ、と。

その「透明」というものが、いったいどんなことを表しているのか？　ニュアンスは伝わるけれどなかなか理解ができないでいたちょうどそのころ、原さんの上京に合わせて、入院をしたNさんのお見舞いに行くことになった。

部屋に着くと挨拶もそこそこに、原さんは「ちょっと失礼します」と言って、さっとNさんの手首に指をあて、脈を取り始めた。その所作があまりにも自然で、感心すると同時に特別なことのように感じた。少し考えて、その理由がわかった。なぜなら、脈拍も血圧も体温も心音も、ここでは器械が測っているのだった。

たとえば、点滴を替えたり、着替えを手伝ったりなどする以外、ただ人が人に触れる、手でみるという行為はない。ピッピッという電子音に慣れて、いつの間にか、あたりまえがあたりまえでなくなり、さらに普通が逆転してしまっていたことに気づいた。ものの見方や捉え方がいかに固定観念に縛られているか。知らない間に考えるのをやめてしまい、受け入れてしまった「常識」も意外と多い。からだのことに関わらず、あらゆることにそれはいえるのかもしれない。

自分が体調を崩したとき、たとえば、そっとおでこに手を触れてもらうだけでどれだけ安心したことか……、幼いころをなつかしく思い出した。

しばらくして、手を離した原さんが、「大丈夫、体調悪くないですね、元気です」

と言い、Nさんはうれしそうにお礼を言った。先の言葉は、冷静に考えれば、床に伏している人にかける言葉としては矛盾を感じるかもしれない。でも、病名だけにフォーカスせずに、いまある状況を現在の日常とすれば、低迷中の日々のなかでも、体調の波に変化があるのはそもそも自然なことである。過去でもなく未来でもなく、いま。いま、生きているのである。たったいま、からだとこころがどういう状態なのかをみつめることの大切さ。

原さんは、雑談をしながら静かにその手を足に移していた。片手で足首を支え、もう片方の手でかかとを包み、ゆっくりと前後に動かしている。足首を動かすと自然とふくらはぎの筋肉も動く。ふくらはぎの筋肉は血液を心臓に運ぶポンプ機能を司っているから、動かすことは大事。寝てばかりいると血流が悪くなり足先も冷えるので、それを和らげたいのだと、説明してくれた。20分ほど黙々と続けていただろうか。

「ちょっとお腹もいいですか？」

ことわってから、次に両手でからだをサンドするように、左右の手をそれぞれお腹と背中にあてた。すると、それまで雑談しながらときどき笑ったりしていたのに、気づけば3人とも無口になっていた。Nさんは黙って目を閉じて、なにかを感じようとしているようだった。わたしは、ただそっとあてられる彼女の手をみつめていた。大きくはないが、ふっくらとして力強さを感じる手。ひたすら静かな手あて。

どれくらい時間が経っただろうか。「ああ、温かく、楽になりました」と、Nさんの言葉で、原さんはそっと手を離した。そして原さんが「ももこさんもやってみます？」と言った。素人にとってみれば、足ならまだしも、お腹というのは少しハードルが高かった。それは、大切な内臓が詰まっている場所で、骨がなく柔らかくて無防備な場所だから。迷っているわたしに、「ものは試しですから」と明るく原さんが言い、「お願いします」とNさんが冗談交じりに続けた。

恐る恐る手をあてる。また静かになった。するとそれほど時間が経たないうちに、Nさんが、「なんか気持ちが悪いわ」とひとこと。「えっ⁉」と、驚くわたし。するとNさんは笑いながら言った。「なんだかももちゃんが触ると、念を感じる」。

原さんとわたしは顔を見合わせてふき出してしまった。「ひどい～！」とおちゃらけながら、こころの底では理由がわかったような気がした。〝念〟とはうまく言ったものだ。きっとわたしの手には期待がこもりすぎていたのだろう。「元気になってほしい。よくなってほしい」。一方的な期待はいつだって相手を疲れさせる。そして、手というのは本当にたくさんの情報を持っているんだなあ、と驚き、それを確かに感じ取るNさんの繊細さにも感心した。

この経験で、わたしは件の「透明な集中」の意味を知ったように思う。思い込みやエゴや固定観念を手放して初めて透明になれるのだ。それは、手をあてる側も、あてられる側も。

あの日、「体調がいいですね、まだまだ盛り返せますよ」と、原さんがNさんへ伝えた言葉は、けっして気休めなんかではなく、少なくとも15年間、手だけで人のからだをみてきた彼女の経験からの見立てだったはずだ。それはNさんにもちゃんと伝わっていたと思う。そして、あの透明な集中の時間は、他人から見たら、まるで「手あてごっこ」のようなお遊びに見えたかもしれないが、あの日の見舞いを経てからのNさんは、現に少し元気を取り戻したようだった。

施術される側とする側は、からだを通して会話を重ねる。言葉にならない会話はやがて信頼に変わる。ふだんから、とくに目立ったからだの不調がなかったとしても、自分のことを客観的に知っていてくれる〝主治医〟を見つけておくのは、これからの時代大切だなあ、と思う。年齢を重ねれば重ねるほど、病院に行くまでもないが、なんだかモヤモヤした不調というのは明らかに増えていくからだ。わたしに関していえば、原さんに出会ってから、毎日を少しだけ安心して突っ走れるようになった。

満てる

「高知の方言で『死ぬ、命が尽きる』ということを〝満てる〟っていうんだよ」

この言葉を最初に教えてくれたのはだれだったか。でも、最初に聞いたときの、なんだか胸をなでおろすような安心感をはっきりと覚えている。

満てる――。

死は、人生の終了ではない、満了。この言葉を聞いて、わたしはまっさきに天体の月を思い浮かべた。生は欠けながら消えていくのではなく、輝きを増し、満ちる。いままでだれも教えてはくれなかった、そんな言葉。

病院からの帰り道、友人のOさんがひとこと、「おつかれさま」と言った。

「……ですねえ」

答えると同時に涙が溢れてきた。でも、嘆き悲しむ涙ではなかった。それはわたしたちふたりとも同じだった。Nさんにもう会えなくなるのは悲しい。とっても悲しいけれど、でもこころの深いところが凪いでいた。さわやかな風が吹いていた。

いまから思えば、「彼は満てた」のだ。そのときはまだ、その言葉を知らなかったけれど、そういう風にわかったのだろう。病を抱えながら、最後までどこか呑気さを失わない人であった。ちゃらんぽらんなところもあったが、人に慕われるおもろい大阪のにいさんであった。

先輩編集者のNさんは、右もわからなかった新米のわたしに、取材の仕方を教えてくれた。彼に付いて行ったり、付いて来てもらうかたちで、取材に出かけて行く機会も多かった。取材対象に対して、いつもNさんの口数は格段に少なくて、ニコニコと温和な笑顔を浮かべながら、雑談交じりにポツポツと質問するやり方を見て、インタビューとは矢継ぎ早に質問することが醍醐味だと思っていたわたしは驚いた。こんなにちょっとしか質問しないのに、どうして何千文字もの原稿が書けるのか？　不思議でならなかった。

「しゃべる、質問するだけが取材じゃないよ」と、Nさんは言った。

その人がどんな服を着てどんな髪型をして、ふと浮かべる表情の変化はもちろんのこと、どんな空間に身を置いているのか。その人の事務所や部屋におじゃましているならば、暮らす空間や、本棚なんかをちらっと観察させてもらうのもいいし、どんな音楽をかけているのかも気になるところ。話す以外にもその人となりを知る手がかりはたくさんある。いまいる部屋の空気からどんな印象を受けるか、窓からどんな景色が見えるのか。その日の天気は？　すべてが取材。

自分の置きどころをしっかり持ちながら、取材を受ける側に警戒心を抱かれることはまずもって皆無。場の空気は自ずと解けていく。Nさんはそういうことが嫌味なく上手にできる人であった。

そういう意味では、カメラマンのOさんもまた口数は多くないけれど、どこに行ってもすぐに友達を作ってしまう人で、NさんとOさんとわたしは、いつの間にか年の差を超えて意気投合した。そして3人でよく取材旅行に出るようになった。

会社を辞めてお互いフリーになってからは、一緒にコンペなどにも参加した。大きな仕事を取って編集部を作るのを目標にしていたけれど結局それは叶わず、そのうちに、わたしもNさんも、それぞれに関わるプロジェクトが増えていき、わたしは東京を留守にすることも多くなっていった。

そんな折、Nさんがこっそりと小説を書いていることを教えてくれた。新人賞に応募していくつもりらしい。その話を聞いていて、Nさんの取材した文章は以前から、どことなく物語を読んでいるような感じがしていたと伝えたのを覚えている。Nさんが手がけたインタビュー記事は、取材対象者のしゃべったことをそのまま書くのではなくて、仕草や表情の描写をうまく取り入れて、暗にその人の性格を浮き彫りにしていく。そういうことを書くと、いわゆるベテランのライターが持っているテクニックね、と思うかもしれないが、Nさんの視線はいつもフラットで、上手に書いてやろうという、あるいは、これが自分のスタイルだといった自己顕示欲も感じられない。生きている人も、すでに亡くなっている人、あるいは歴史上の人物に対してもその視点は変わることがなく、やさしい。ここまで「おれ」あるいは「わたし」「ぼく」を感じさせない空気のような書き手はそうそういない。それでいて仕上がりは、Nさんにしか書けない原稿になっている。おそらくそれは自分で意識できることではなく、天性のものなんだろう。きっといつかNさんの夢は叶うに違いない。そう思った。

通院しながら放射線と薬で治療をしていくことを選んだNさんは、それまで通り仕事を続けながら、より一層、個人の執筆に力を入れていった。ときどき、原稿がメールで送られてくる。「読んでもらえたらうれしい」、と。どうやら、数人の友人に同じようなメールを送っていたようで、あるとき、Nさんの先輩にあたる同郷のデザイナーMさんが、彼の連載小説を載せる私設WEBサイトを立ち上げた。きっと、Nさんが頼んだのではなくて、このWEBサイトはデザイナー自らが名乗り出て作ったのだと思った。そういう風に、人に好かれて物事が進展していくタイプの人だよなあ、と感心した。それからは、「更新しました」と、サイトのURLが届くようになった。

いつも、パソコンとプリントアウトした原稿の束を抱えていて、トートバッグが重たそうだったな。そして、出先でも暇を見つけては、それを取り出し、何度も何度も赤ペンで修正を加えていたな。いまでもその光景をときどき思い出す。

本当は、体調的に厳しいこともあっただろうに、会えば相変わらず飄々としていて、ツルツルのあたまをなでながらおどけてみせたりする。周囲に目を配りいつも場を和ませる様子は、最後まで変わることはなかったが、その興味が他人から外れ、どんどん自分に向けられていくのを、わたしは感じていた。お金を稼ぐために書いてきたけれど、これからは書きたいもので身を立てたい。当人からはっきりと言葉で聞いたわけではないが、そして直接尋ねたわけでもないが、その切迫した、でも、とてつもない前向きな熱意は周囲に確実に伝わってきた。夢中になることを〝燃える〟とよく表現するけれど、まさにNさんは燃えていたし、懸命に燃やしていた。


Nさんのお別れ会を開こうと仲間5人で相談していたとき、だれからともなく、本を刷ろうという話になった。デザイナーのMさんが預かっていたUSBから最新の日付の項目をたどった。最後に書いていた小説のタイトルは「うどん」。関西の市井の人たち、とある家族の物語だった。

「あいつ、〝出汁もん〟と〝粉もん〟、えらい好きやったもんなあ。ある意味、最後までしあわせもんやな」と、Mさんがコテコテの関西弁でツッコミを入れ、みんなでうなずき合いながら笑った。

「満てる」という言葉を教えられたのは、その後しばらく経ってからのことだ。感銘したわたしはまっさきにその言葉をNさんに教えてあげたいと思った。いま考えれば変な話だ。でも、きっと、そういう言い回しを好きだろうなあ、小説に使うだろうなあと、とっさに思ったのだった。同時に、「あ、もういないんだった」と気づいて、心底がっかりした。

生まれたら死ぬことだけは決まっている。だれもがその人なりの一生をそれなりに終える日は必ずやってくる。その状況や時期によっては、本人に心残りがあるかもしれないし、残された周囲の人々の無念さや苦しみや悲しみだって必ずやあるはずだ。でも、そんなことを一度横に置いて、人の一生を「満てた」と表せば、そこに淡い希望が生まれるような気がする。そして、この言葉が、ただ死を美化する言葉ではないことは、高知県出身の原さんが教えてくれた。

高知は、昔から陸路、海路ともに他の土地との交流が難しく、物流のみならず文化や言語のうえでも、陸の孤島と呼ばれていたそうだ。それもあって、いわゆる土佐弁は古語の言い回しが色濃く残っている方言。「満てる」が、月の満ち欠けにたとえられて生まれた言葉なのかはわからないが、死を終了ではなく満了と表現したのは、厳しい場所で、生きることを懸命にしていた人たちだからこその発想なのだろう。

あの日、Oさんがわたしにかけてくれた「おつかれさま」の言葉は、同時にNさんにも届いたと思っている。そして、お別れをした後、わたしたちの帰路の足取りが決して重たいものではなかったということ。それは、人の人生、生き死にには短い長い、良いも悪いもなく、Nさんが彼なりの〝生〟を生ききり、満てたことを、わたしたちがちゃんと受け止めることができた証しだったのだと、最近になって理解した。それまでは、父のこととも重なって、もっと長生きできる方法があったかもしれない、無念があったのではないかと、いまさらなにもできないことはわかっていながら逡巡することもあった。

しかし、ようやくわかった。Nさんはたしかに満てたのだ。

それにしても。ああ、2年もかかってしまった。〝腑に落ちる〟のには時間がかかるものだなあと、人のこころの鈍感さ、こころの理解がからだに届くまでのタイムラグを、うらめしく思うのであった。

原 禎子さん

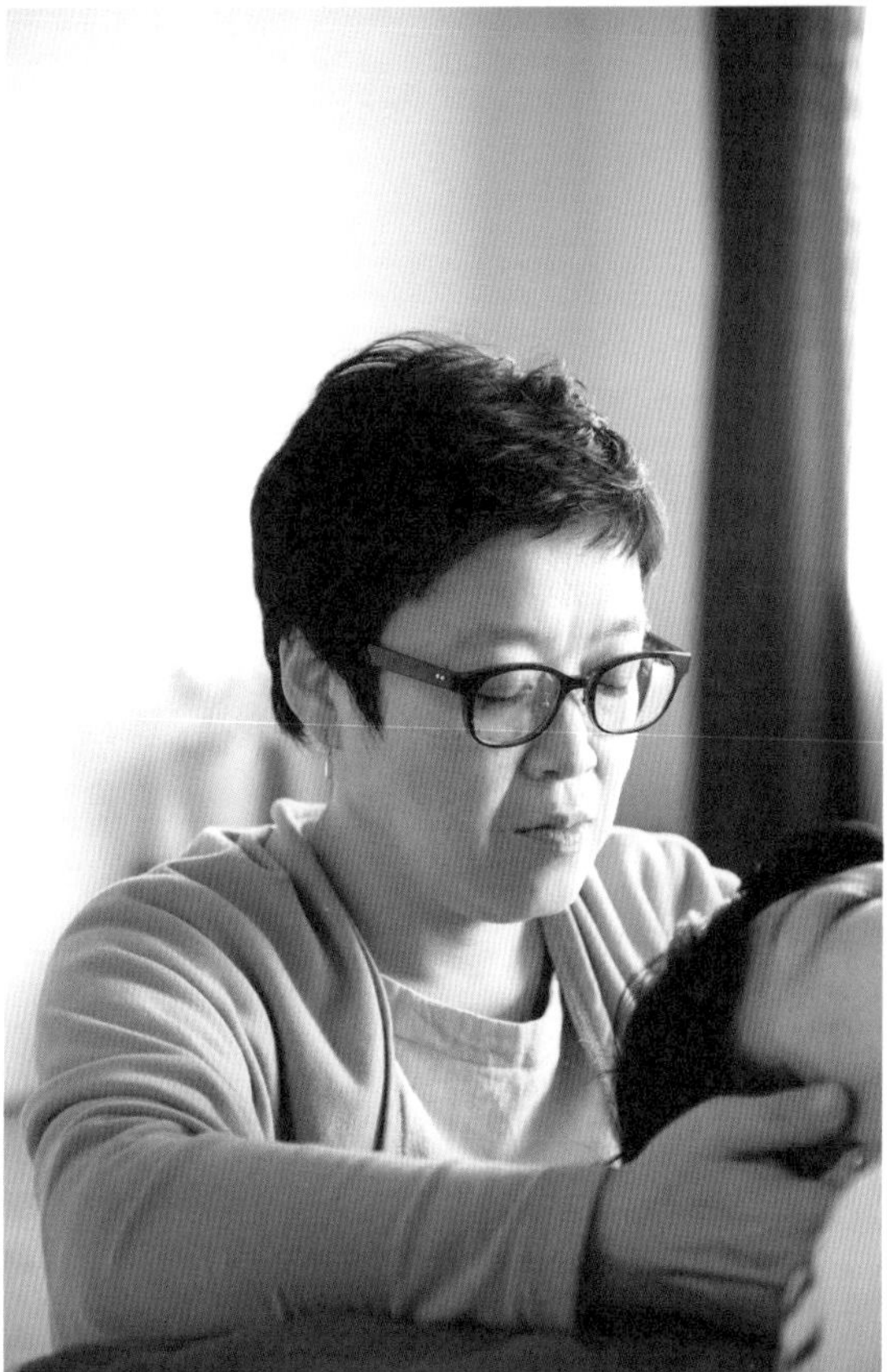

足の裏はヒントの宝庫。そう、原さんは言う。やさしいタッチで足の裏から始まる施術は、手のひら、指先と指の腹を使いながら、適度な圧でリズムを刻みながら進んでいく。

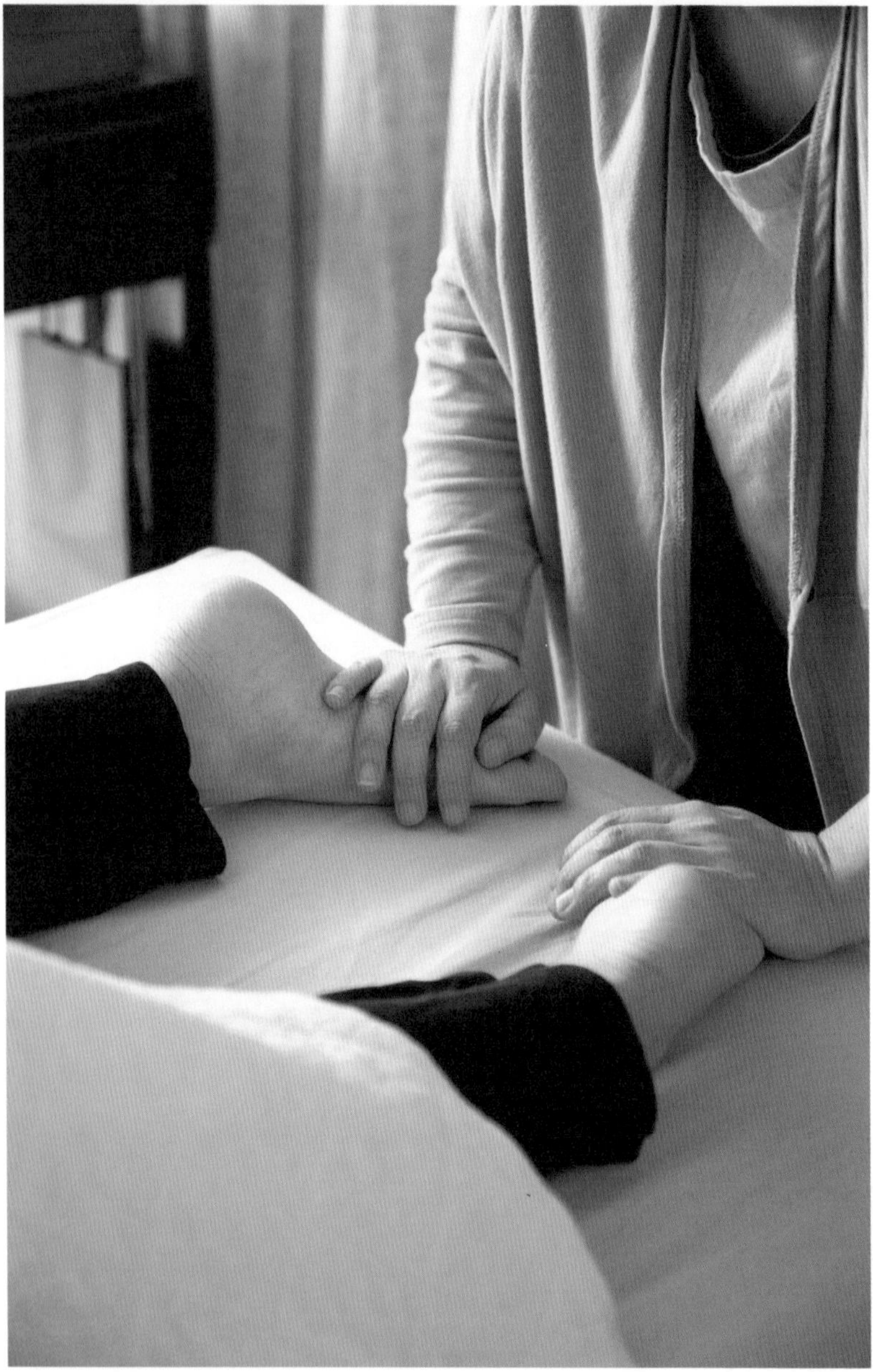

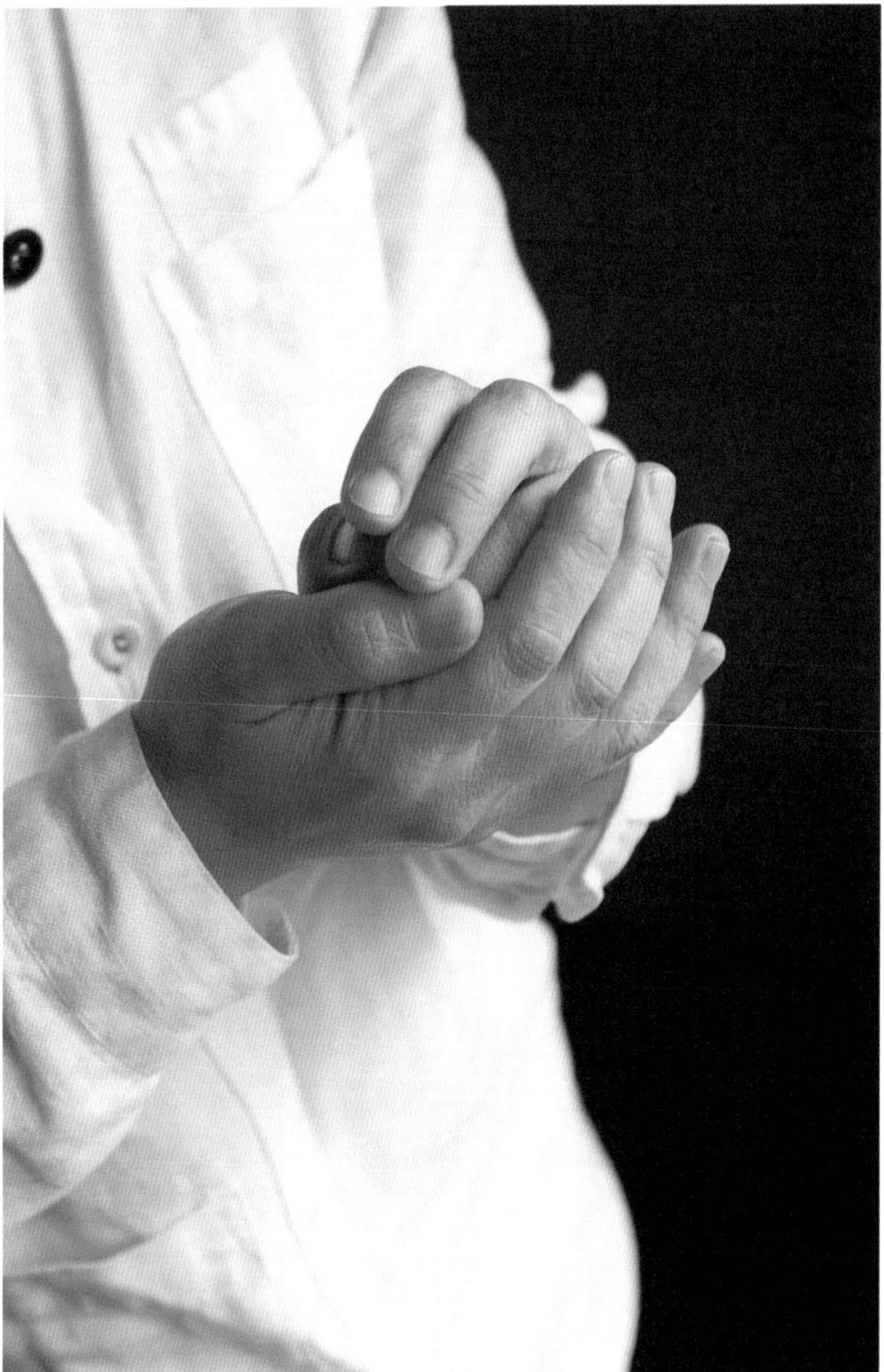

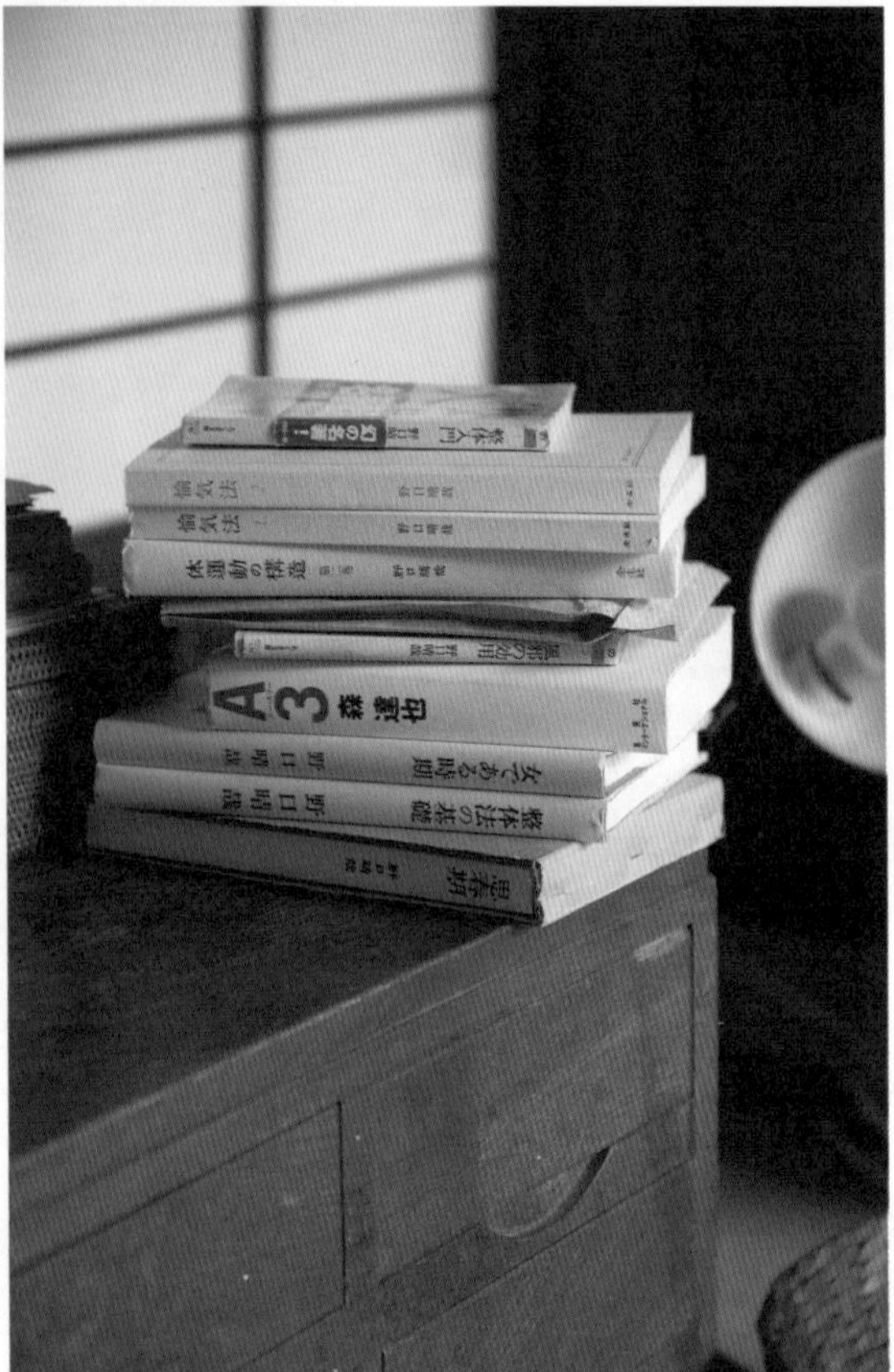
整体入門
愉気法
愉気法
体運動の構造
風邪の効用
女である時期
野口晴哉
整体法の基礎
野口晴哉
思春期

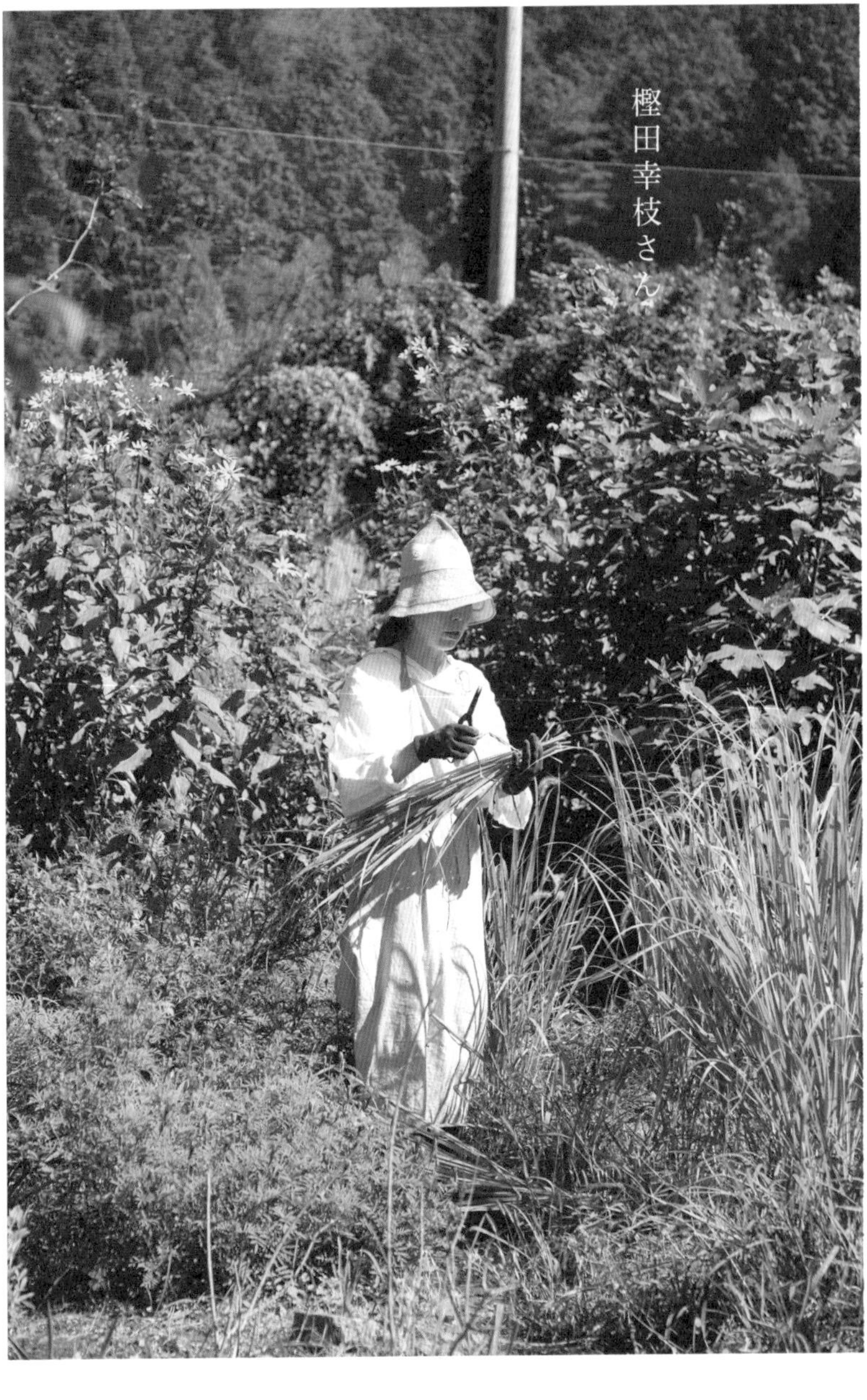
樫田幸枝さん

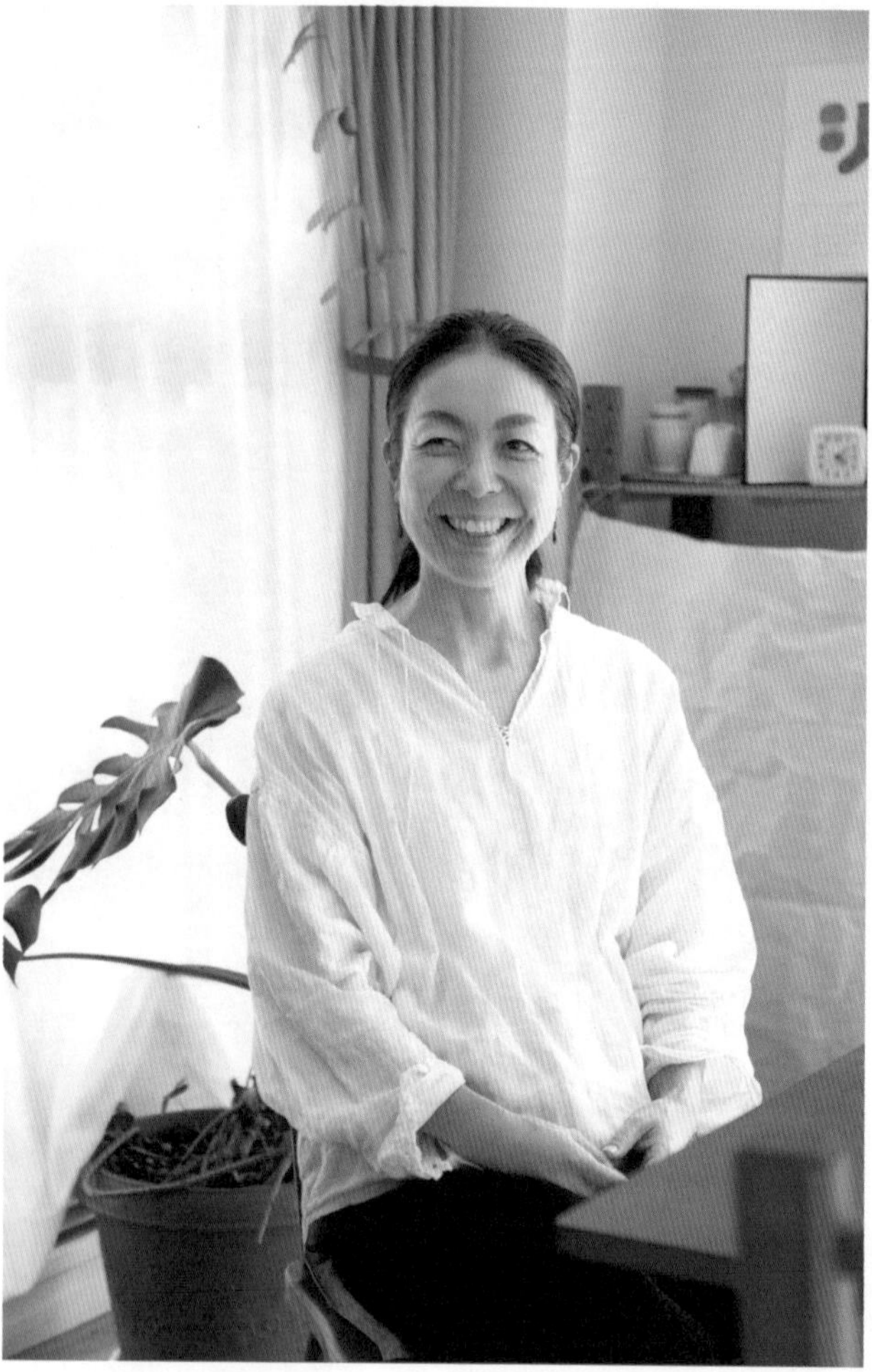

幸枝さんは、ゆっくり落ち着いた声でこちらの体調や様子について尋ね、必要な手あてを与えてくれた。これからは調香師として、個々のこころの声に耳を傾け、香りを創ってゆく。

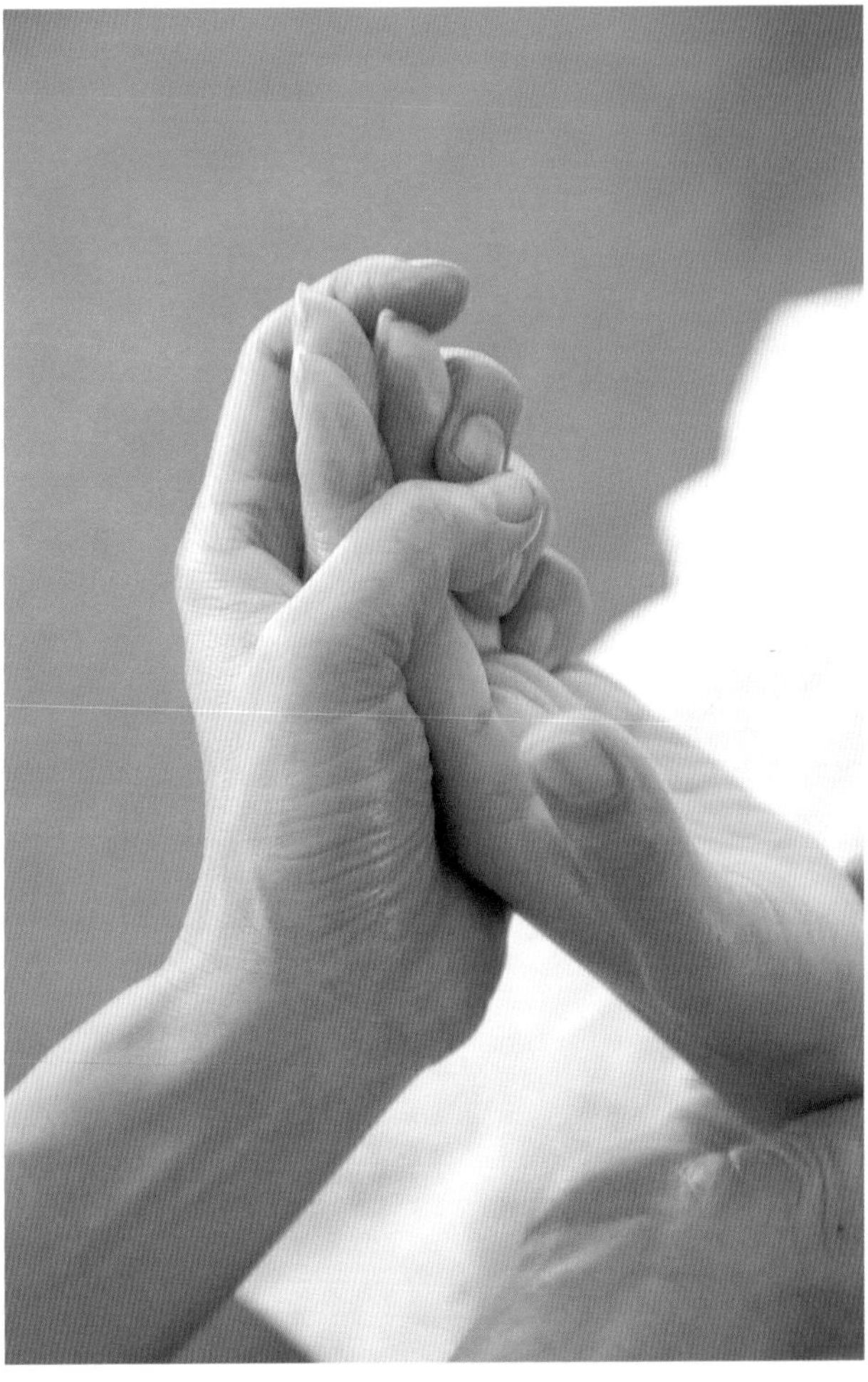

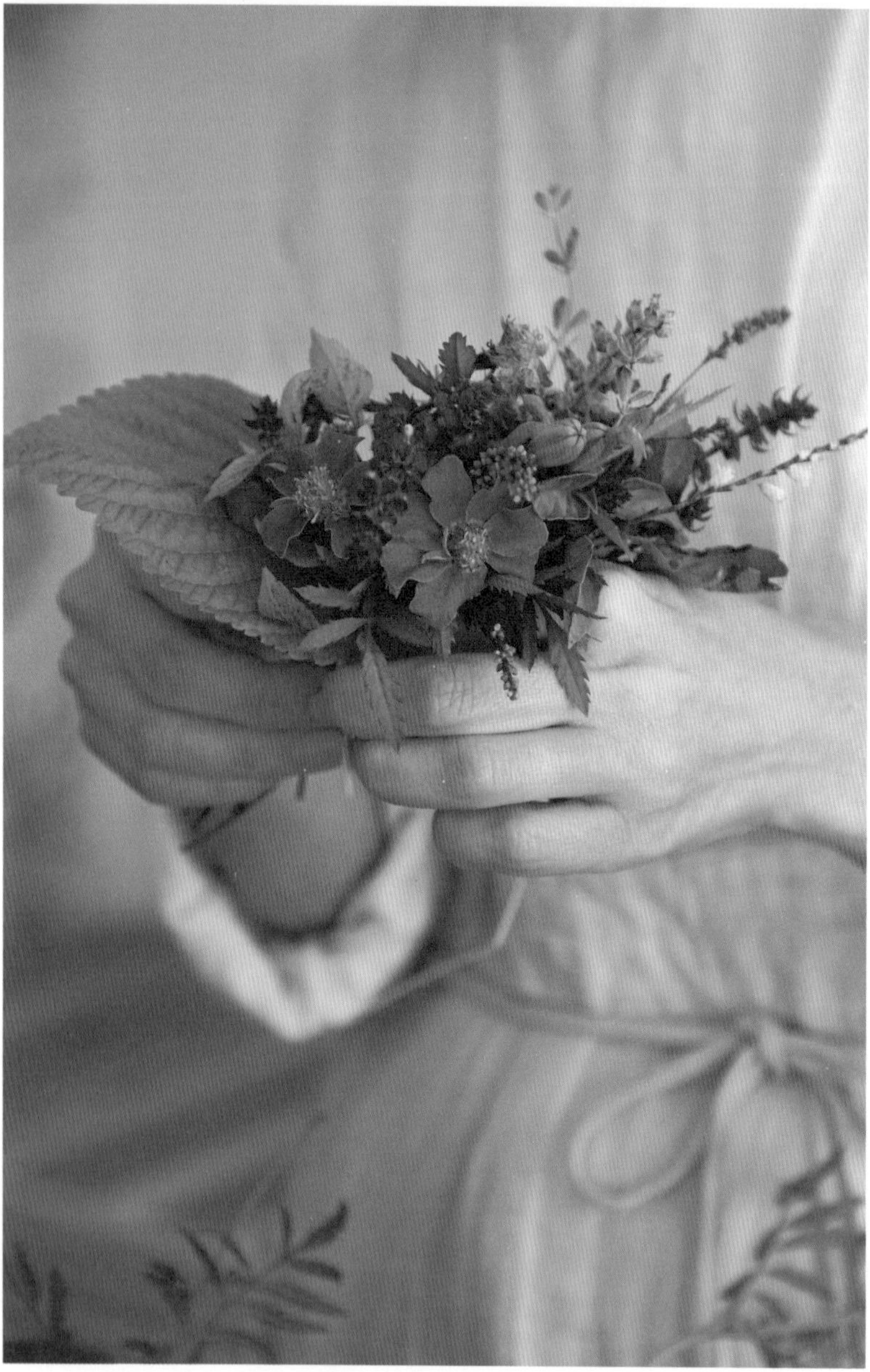

第2章

自然が教えてくれること。

諏訪へのお誘い

２０１７年の初春はいわばお別れの季節であった。でも、わたしの寂しさなどかまうことなく、やがて桜が咲き、枯れていた地面から緑が芽吹き、木々にも新芽が溢れ、そわそわと季節はめぐっていく。そうして4月。誕生日の前日に、京都に暮らしているアロマセラピストの樫田幸枝さんから旅のお誘いが届いた。仲間を募って、６月の初めに長野県へ出かけるので一緒にいかがですか、とのことだった。

樫田さんとはまだ知り合って間もないけれど、なぜかいつもふとお顔を思い浮かべると、自然と連絡が取り合える。そんな彼女に、少し前に、友人の病について相談をしたら、しばらくしてご自身のケアに使ってくださいと、アロマオイルの小瓶を送ってくれた。ふだん、チラシばかり入っているマンションのポストに、小さな小包を見つけたとき、じんわりと温かな気持ちになった。彼女がブレンドしてくれたそのオイルは、甘くて柔らかく、眠る前にそっと嗅ぐのにぴったりの香り。ささやかな気遣いに、直接会ってありがとうを伝えたかったから、6月のお誘いはうれしい機会だった。なにより、旅の行程に記載されていたのが、一度訪れてみたいと切望していた場所ばかりだったということもある。

当日は、茅野《ちの》駅で待ち合わせをした。東京、京都、新潟など方々から集まった10人のツアー。樫田さんの元でアロマの勉強をした人や彼女の施術を受けたことがある人など、ハーブの世界でゆるやかに繋がっている仲間たちだった。初対面の方たちばかりだったが、違和感なくすんなりと溶け込めた。

数台の車に分乗して、その足で「諏訪中央病院」を訪ねた。ここは古くから地域医療に力を注いできた病院で、医師や看護師、病院スタッフとともに、地域のボランティアが率先して病院の取り組みに参加している。専門家と住民が手を組んで患者さんを支える、新しい「チーム医療」のかたちを模索し続けている開かれた病院。いつか、なにかの記事で読んだ記憶があった。そして、この病院の1階の敷地にはハーブガーデンがあって、一般に公開されている。わたしはこの庭を一度見てみたかった。病院の庭なのに、手入れをしているのは地元のボランティアの方々なのだという。

エントランスを通り、受付や売店のそばを通り、庭へと続く扉を開ける。

想像していたよりもずっと立派な空間が広がっていて息をのんだ。風通しのよい広やかなところ。

入ってすぐにハマナスの花が咲いていて、放つ芳しさに目を閉じる。大きな木陰の下にはベンチがあり、ゆるやかに続く小径沿いにあらゆるハーブが混在しながら植わっている。きっちりと計算されすぎていない気取らない植栽がいい。まるで野原のようなガーデンだ。ゆっくりと歩きながら目に付いた植物を指でなぞるたび、ふわっといい香りが立ちのぼる。こんもりと茂るハーブの緑のなかで、デイジーやケシ、ヤグルマソウなど野の花が彩りを添えている。バラやクレマチスもまさに見ごろ間近。庭仕事をしたことのある人はきっとわかると思うが、まさに庭がいちばん華やぐ、素晴らしい季節なのだった。

気づけば旅の友は全員散り散りになって、それぞれ趣くままに歩き回り、この場所を楽しんでいる。

「ああ、美しいなあ」

だれに話すでもなく、ひとり声に出したら、なんだか鼻の奥がツーンとした。この豊かな営みが病院のなかにあるということが素晴らしいと思った。入院されている方はもちろん、その家族やお勤めされている方にとっても、きっとここは大切な場所になっているに違いない。そういえば、都会の病室では、衛生面の問題と言われて花を飾れなかったなあ。植物の存在は、こんなにもこころとからだを和ませ、ゆるめるというのに。

庭の突き当たりには小屋が建っていた。そこになにやら人がたくさん集まっている。近づいてみると、エプロンをした女性たちがせっせと小さなブーケをこしらえていた。バケツに挿して並べられている様子は圧巻で、１００束近くあるのではないだろうか。かいがいしく手を動かす彼女たちこそ、ふだん手入れをしているボランティアの方々だった。

聞けば、これらはすべて朝の庭で摘んだ植物で、花束は、週末のバザーで販売するのだという。そんな話を聞きながら思う。正直なところ、そもそも病院というところに率先して行きたいと思ったことがなかったな、と。なぜなら病院は具合が悪くなったら行くところ、行かないで済むなら行きたくないところと、あたりまえのように思ってきたから。そんな、本来なら足が遠のきがちな場所が、むしろこの地域では集いの場所になっている。ここは、病院の機能を持ったコミュニティセンターなのだ。ここに入ったときに感じたなんとも温かな雰囲気は、きっと長い時間をかけて、たくさんの手によって育てられてきた賜物だ。

いまやこれまでに美しく成長した庭が、どのようないきさつで生まれたのか。そのことについては、たまたま手に取った本にさりげなく書かれてあった。それは、蓼科《たてしな》で小さなハーブショップを営む、ハーバリストの萩尾《はぎお》エリ子さんの著書『香りの扉、草の椅子』（地球丸）だ。

本によれば、庭の構想が生まれたのは、いまから30年ほど前まで遡る。当時の諏訪中央病院のふたりの医師と萩尾さんの会話から始まったと記されてあった。萩尾さんの描いていた庭の構想。その話を受け止め行動に移した医師。病院施設の増改築による移転などを経て、現在の場所に落ち着くまでの紆余曲折。その詳細は明らかに綴られてはいないが、わたしたちが立っているこの場所が、まさにその物語を表し、語っていると思った。

植物という〝生〟が、生まれてくる命や、今生の命をまっとうしたいと願う人に、どれだけの癒しや力を無償で与えてくれるか。そしてこの庭が病院にあることの重要さ。それを証明しているのもまた、いま、目の前でそよいでいるこのハーブや花々たちの存在なのだ。

後ろ髪を引かれながら庭を後にするとき、樫田さんがマローの花びらをみんなに渡してくれた。オペラピンクのしっとりした花びらをそっと2枚に剥がし、ぴたっと耳たぶにくっつける。「ほら、自然のピアス」と、今日出会ったばかりの友と花あそびに夢中になった。なんだか幼少に戻ったみたい。すると、ふとこちらを振り返ったひとりが、鼻のあたまに花びらをくっつけてすました顔をした。みんなで笑いながらスマホで写真を撮っていたら、その笑い声に誘われたのか、草の香りがふわりと立ちのぼり、鼻先をかすめていった。

からだで読む

モヤモヤとあたまの整理がつかないときや、言いたいことをうまく言葉で表現できないとき、思うように行動に移せなくなったときに、思い立って書店に行く。それもなるたけ大型の、いろいろなジャンルの本が集まっている雑多な方がよい。思いつくままに歩き回って、とにかく本の背表紙を読みまくる。するとそのうち目に飛び込んでくる言葉があって、そうして手に取った本は、なにかしらそのときに知りたいことのヒントが書かれてあったりするからおもしろい。そして、たいていはその後においても大切な一冊になる。

『香りの扉、草の椅子』もなに気なく手にした一冊で、「あなたへ」と、記されたまえがきの文頭「これは草に埋もれた薬草店の話です」という一文に惹かれて購入した。

著者の萩尾エリ子さんのこと、そして彼女が蓼科で開いている「ハーバルノート・シンプルズ」というハーブ店の存在を知ったのは、この本のおかげだ。森のなかの小屋で小さな商いをしながら、訪れた人にハーブの教えを伝える人。自然のなかで、ひたすらに仕事を続けてきた女性が紡ぐ文章は、饒舌ではないけれど、だからその分こころを打つ。暮らしのなかで得てきた知恵は、どんな本にも載っていない宝物。都会の曖昧な四季の移り変わりのなかで暮らすわたしたちにとって、雪深く、そして緑に埋もれた蓼科の四季を体感しきることは難しいけれど、萩尾さんのひとことひとことが、新鮮な気づきを与えてくれる。

以前、庭師をしている知人がこんなことを言っていた。
「春真っ盛りの華やかな季節もいいけれど、仕事を長く続けていると、花も草もなくなった地面だけの季節にこそ、愛おしさ、魅力を感じる」

枯れた地面をみつめながら、彼女はそのなかへ思いを向けている。目には見えないけれど、虫も植物も粛々とそのときを待ち望んでいることを、土いじりをしながら手で感じ取っているのだ。そういう、からだでしかわかり得ない真実を知っている人を、心底うらやましいと思う。蓼科に根を下ろし30年近く経つという萩尾さんもまた、〝からだで真実を知る〟ひとりだと、本を読み、感じていた。

樫田さんから春先に旅のお誘いをいただいたとき、その行程に、ハーバルノート・シンプルズの名前を見つけて嬉々とした。じつは萩尾さんは、樫田さんのハーブの師ということだった。そういえば、不意にわたしの手元に転がり込んできた小さなハーブのブーケ。山形のTさんがわたしに手渡してくれたそれと同じものが、本のなかにもあったことを思い出した。萩尾さんから樫田さんへ、樫田さんからTさんへ、そしてわたしへ。点と点が繋がり糸になり、ハーブの力がお互いを結んでいく。

「これは草に埋もれた薬草店の話です」。その一文の通り、新緑に包まれた小屋へおじゃました。美しい白髪のカーリーヘアの女性が、わたしたちのために、お茶を淹れて待っていてくれた。あらゆるハーブの香りが混ざり合い、なんともいえないふんわりとやさしい香りが小屋中に漂っている。本のなかの世界が、たしかに目の前に広がっていた。

奥の間に通されて、大きな木のテーブルにぐるりと腰掛ける。よく、物語のなかに迷い込むといった言い方があるけれど、まさにそんな感じだった。

周囲の人に病が見つかることが何度か重なってすごく気が滅入っていたときにも、何度、萩尾さんの本を開いたことか。思い立ってランダムにページを開くたびに、やさしく響いてくる言葉が見つかる。文字を追うたび、そっと背中をなでられているような気持ちになった。その世界のなかに、いま、たしかに座っていた。

場を持ち、植物と向き合う　樫田幸枝さんのこと

しばらく会わなくても変わらない、付かず離れず同じトーンで静かに続いていく縁、親しみというのがあるような気がしている。樫田幸枝さんは、わたしにとってそんな存在だ。友人というにはまだ少し遠く、でも、同志のような不思議な存在。なぜそう思うかといえば、わたしたちを引き合わせてくれた共通の知人、Tさんの存在が切り離せない。彼女はもうここにはいないけれど、わたしたちは彼女のおかげでいま、一緒に上賀茂神社で八分咲きの枝垂れ桜を眺めている。

諏訪の旅から一年半が経ち、年の瀬に東京の街で偶然再会した。そのとき、近く京都を訪ねることを約束していたのだ。

幸枝さんは「ｍａｋａ」という名前で、京都・北山でアロマセラピーとハーブの店

を営んでいる。わたしは、一度この店に来てみたかった。幸枝さんの作るハーブティーやブーケは知っていたけれど、彼女が作る場を見てみたかったから。そして、わたしたちを繋いでくれたTさんと幸枝さんの物語、彼女の仕事のこと、それをゆっくりと聞いてみたかったのだ。

幸枝さんが、東京の知人から「一緒に会ってほしい人がいる」と頼まれたのは2015年のこと。それがTさんの病の回復を手助けしてほしいというお願いだったそうだ。幸枝さんはハーブの仕事を始めて3年目。方々へ出かけて、ハーブやアロマセラピーの有用性や楽しさを伝えることはしていたが、実際に病と向き合っている人に寄り添う経験はまだ浅かったという。しかし、幸枝さんにとって大切な存在である知人からのたってのお願い。自分が積み重ねてきた学びで、なにかできることがあれば力になりたいとすぐに思ったものの、知らない土地で初対面の人と向き合うには、正直勇気がいった。そんな幸枝さんを察してか、知人は、まずはTさんの自宅で親しい人も呼んで、ワークショップを開くことを提案してくれたという。それが、幸枝さんとTさんの出会いだった。

「当日は、フレッシュハーブをブレンドしてお茶にしたり、Tさんが庭で育てていたバラやハーブでチンキ剤（アルコールに漬けて抽出する濃縮エキス）を作ることもしました。お互いの緊張も解けたあと、アロマオイルのトリートメントと、手あて（気功）をさせていただいたんです」

薬や手術できっとからだは緊張しているはず。香りでゆるませ、トリートメントでゆっくり流していくことは大事。それにプラスなにかアプローチできることはないかと考えたときに気功を思いついたのだという。

以前、彼女のワークショップに参加したときに、初めに簡単な気功を教えてもらったことがある。そのときの脱力感と気持ちよさは、しっかりとからだが覚えていて、それからわたしも仕事の合間にときどき実践していた。幸枝さんが通うその気功教室の先生である天野泰司さんが書いた本も何冊か読んでいたが、彼女自身の気功の経験が、もうかれこれ13年ほどになるとは、このときに初めて知った。

気功は自然に立ち戻る、自然なからだの働きを意識せずに取り戻せる手段なのだと幸枝さんは言う。だって、こんなに長く続けていられるということは、ここちよいからに他ならない。そして、続けることで自分自身のからだがだんだんと整っていくことを感じる、と。

やがて、自分が整うことで周りの環境、仕事やプライベートも自ずと道が拓けていったと彼女は話す。それはハーブ、香りの世界も同じだった。そんな経験を経て、だれかに向けてこのここちよさを届けたいという方向、仕事になっていったと言う。

店の奥にある仕事場でお茶を飲みながら、幸枝さんが数枚の紙をわたしに差し出す。それはある日のメールのプリントアウトで、そこには、これからTさんに向き合うためのこころ構えや手あてについて、幸枝さんから天野先生へアドバイスを求める文面と、それを受けた天野先生からの返事があった。読んでいいの？　と聞くと、彼女はどうぞと言って座り直した。

天野先生からの返事を読み、はからずも涙が出てきてしまった。そこには、師である天野さんから幸枝さんへの静かな激励が綴られていたからだ。

主体的に生きるその人の意識とは別のレベルで、からだが思わぬ方向へ進んでいってしまうこともありうる。それを病とするならば、という前提でこう書かれてあった。

「相手の心の奥にパッと火を灯すように、
その、本人も気がついていない、
体のエネルギーの流れのようなものを変えるのです」

すごく曖昧なようで、でも強く響く言葉。

幸枝さんがうなずく。あたまだけでは理解できない、〝感じる言葉〟たちが、具体的な手あての方法とともに綴られている。からだをゆるませるための実践的な手あてのアドバイスにも、「ふっ」とか、「ぽかっ」とか、擬音語・擬態語が多用されていた。だから幸枝さんは、Tさんのいままでの人生体験のなかにあったであろう「ふっ」とか「ぽかっ」の状況を全力で想像してみたという。

「この言葉を自分のなかに落として理解できたのは、いままでの気功の授業のなかで自分がそれを体験できていたからなんですよね。メールを読んで、『あっ、そういう感覚か』というのがわかっていたから、その感覚をどうやってTさんへお伝えしていこうかと懸命に考えた。でも不思議と不安はなくて、むしろこのメールで安心感が生まれたんですよね」と話してくれる。

天野さんのメールはこんな一文で結ばれていた。
「ゆきえちゃんのなかで、いのちへの信頼がずっと、通奏低音のように鳴り響いているることで、治療や回復ということ以上に、本質的ななにかを届けていくことになるだろうと思います」

通奏低音。

「ツ――――」、こんな感じ？　思わず一緒に声に出してみて、目を見合わせる。低く、静かに、凪のような。なんと適切で、美しく、そして実践するに簡単ではない言葉だろうか。

「先生にこういった相談のメールを出すのは初めてだったけれど、すごく勇気づけられた。いつ読み直しても、そのときの自分に戻れるし、また新たにいまの自分だからこそ気づけることもあるんです」

振り返ってみると、自分の活動のきっかけにはいつも師の存在があると、幸枝さんは言う。ハーブの師である「ハーバルノート・シンプルズ」の萩尾エリ子さんからも多くのことを教えてもらってきた。

「エリ子さんは、もともとハーブが大好きで店を始めて。ご主人が病気になったのをきっかけにアロマセラピーの道に入った人なんです」

薬草が持つ穏やかな癒しの力。それよりも一歩踏み込んだものがアロマセラピー、芳香療法の世界だ。日本ではリラクゼーションの手段として用いることが一般的だが、ヨーロッパのいくつかの国では、薬理効果の期待される補完医療としての位置づけが正式に認められている療法でもある。エリ子さんは、このアロマセラピーを含む〝植物の力〟で、「病む人の傍らにいる」ということを追求し続けているハーバリストだ。

「エリ子さんの言葉でいうと、まず、病む人が主人公なんです。決めるのは主人公。その人に求められて初めてわたしたちの仕事は成立する。だから、選択肢のひとつとして、薬草やアロマオイルがあること、そして、それがからだやこころにどのように作用するかを最初に丁寧にお伝えするんです」

やってあげる、やってもらうではなく、お互いが必要としてなおかつ依存しないフェアな立場でそばにいる。言葉にするのは容易だが、シビアな状況にあればあるほど、これもまた難しいことだろう。「うーん、家族だと難しいところもあるなあ」とわたしがつぶやくと、幸枝さんが言う。「ほんとに。だからこそ、わたしたちの仕事があるのかなあと思う」

幸枝さんが、makaとして活動を始めたのは2012年のことだ。2011年の震災は、たくさんの人の意識を変えた大きなできごとだったけれど、幸枝さんにとっても、生活の転換を決意するきっかけのひとつだったという。ハーブを仕事にしようと思ったきっかけを聞けば、それは友人の存在。植物が大好きだったその人が、当時働いていたのがハーバルノート・シンプルズだった。その友人が贈ってくれた香りが、当時混沌としていたこころをほっと和ませてくれた。もともと、母親が園芸好きであったり、自身も植物に興味はあったが、その植物を仕事として引き寄せるまでに至った理由は、友人の厚意と萩尾エリ子さんという存在、そして彼女が作る「場」の魅力だったと振り返る。

「最初は友人のところに遊びに行くかたちでその場所を知ったのだけれど、エリ子さんが伝えてくれたハーブの世界が本当に魅力的で、この世にこんなに美しくいい香りで、楽しく、おいしいものがあるのかと思った」

店は、決して広くない簡素な小屋。でも、その周囲には、森のなかに溶け込むように手を入れた庭が広がっていた。ガーデンでもなく畑とも違う、自然と調和する庭。その話を聞いて2年前の旅を思い出す。

冬が厳しいその土地でようやく迎えた春。やわらかい木漏れ日が注ぐふかふかの地面には、人が歩く道筋をゆるやかに感じさせるようにウッドチップが敷き詰めてある。芽吹いたばかりの緑、合間に咲くすみれの花の紫色。うっかり靴のつま先で緑に触れれば、草のいい香りが立ちのぼる。「ああ、何時間でも佇んでいたい」。そう思う場所であることは間違いなかった。

「アロマセラピーを勉強していくと、ケモタイプ（化学種）という言葉を知るんです。それでいくと、エリ子さんのように土地に根ざしてハーブを伝えていくという考え方はすごくまっとうだと思うんです」

幸枝さんのいうケモタイプとはアロマセラピーのオイルを分類するときに使われる専門用語。同じ品種の植物でも、土（風土）や気候や育つ環境が変われば、その植物の持つ化学成分の配合も変わるということを意味している。同じラベンダーでも、育つ環境が変われば香りもまったく違うものになるのはそのためだ。

ひとつの土地で、四季を味わいながら手を尽くし、植物と向き合い続けること。それを長年やってきた人だからこそ語れる植物の世界がある。幸枝さんはそう感じている。そして、そのことに気づいたときに、自分自身のなかで「場を作る」というあこがれが生まれたと話す。

「深く深く呼吸ができる、ハーバルノートみたいな場所が他にももっとあればいいと思って。わたしも遠くてなかなか行けないけれど、いつもあの場所にあって、雪の日も晴れの日も同じように毎日開いている。そう想像するだけで安心できる。そして香りは記憶に繋がっているから、ハーバルノートのものを使うたびにあの森を思い出すこともできる。人がそう思える場所を作るって素晴らしいなと思います」

静かに、でもいつもより少し早口になりながら興奮ぎみにしゃべる幸枝さん。彼女が、北山のこのマンションの一室で予約制のｍａｋａをオープンしたのが２０１３年のこと。２０１８年に同じマンション内のこの角部屋に移り、現在は木・金・土曜の週3日、店に立つ。訪ねてきたお客さんの体調に合わせてハーブティーをブレンドし、アロマオイルでトリートメントをする。ここがいまの幸枝さんの「場」だ。でもじつは、ここを持つもっと前から、幸枝さんには大切に育ててきたもうひとつの場所がある。それは、さらに北へ、鞍馬と大原の間にあるハーブの畑だ。その土地でレストランを営んでいる友人のお母さんの畑の一角を借りている。Tさんから託されたあの日のブーケは、その畑からやってきたのだと聞いて、ぜひ訪ねてみたいと思った。

少し日が傾いてきて、ｍａｋａいっぱいに光が差し込んでいる。「ほんとにこの部屋、めっちゃ明るいわ」と幸枝さん。数時間一緒に過ごすことができて、彼女が京都弁を使う頻度が増えてきてうれしくなる。この日の締めくくりに、わたしは幸枝さんのアロマトリートメントを受けた。


少し前に慌ただしく移動していて捻挫をした。からだのことを探求したいと言いながら、自分のからだを乗りこなせない。ばつが悪く苦笑いするわたしに幸枝さんは言った。「つるももさんは、少し休憩してみてください。小さな不安をふーっと忘れる日を作ってみた方がいいですよ」。そうして、足を触った幸枝さんは、なぜかそのあとに、子宮に手をあてたくなったと話した。

帰路の新幹線のなかで、足に塗る用にと渡された消炎オイルの小瓶をバッグから取り出し、彼女の言葉を反芻してみる。ラベルにはかわいらしいクマの絵。その横に「ゆるゆるオイル」と書かれてあった。

バッチフラワーレメディとの出合い

どこがというわけではないが体調が思わしくない日々が続いていたとき、友人が勧めてくれた自然療法が、バッチフラワーレメディだった。最初は言葉の響きに惹かれた。フラワーレメディ＝花のお薬なんて、なんだかおとぎ話のようではないか。聞けば、イギリス発祥のこの療法は、１９３０年代にエドワード・バッチという医師によって体系化されたもの。母国では王立公認の財団があり、一般の家庭の薬箱にも取り入れられている伝統的なセルフケアのひとつだという。液体状のレメディは38種類あり、それぞれイギリスに自生する植物から作られる。それを必要に応じて一日に何度も飲み物に入れて服用したり、お風呂に入れたり、肌に塗布したりして取り入れることで主に感情、こころに働きかけ、ひいては体調を整えてくれるというメソッドだ。

野生の植物の力を借りる療法。そう聞いて、最初は草や花、果実、木などから抽出した精油を使う、アロマセラピーと近しいものだと思った。でもすぐに、ふたつはまったく違うものであることを知った。アロマセラピーに使用する精油には、薬理効果の期待される芳香成分（化学成分）が含まれているけれど、フラワーレメディの場合は、レメディ＝薬と言いつつも、主成分は水とアルコール。無味無臭で、そこに数値化できる薬理成分はいっさい含まれていないという。

そんなフラワーレメディ[*]というものを簡潔に説明するなら「植物の持つエネルギーの波動を水に転写（記憶）させたもの」といったところだろうか。よく晴れた日、その植物（花・葉・茎・小枝など）が最も生命力に溢れている状態のときを選んで採取し、清流から汲んだ水や湧水を満たしたガラスのボウルに、その植物を浸して一定時間太陽光にあてる。あるいはそれを煮沸する。そうすることで、植物の持つ生命エネルギーが水に記憶される。この水から植物を取り出したものを「母液」と呼び、これをアルコールで希釈したものがレメディだ。

ここまでを読んで、こころもとない、本当にそれは効くの？　と思った人もいると思う。わたしも正直、「波動?」と、最初は半信半疑だった。波動という言葉は、科学の分野ではあたりまえによく聞くいっぽうで、同時に精神世界の見えざる力のような意味合いで多用されることもあるからだ。実際にフラワーレメディについて調べてみれば、「効果にエビデンスはなくプラシーボ」と揶揄する意見もないわけでもなかった。でも、わたしはこれを自分のからだで試してみようと思った。なぜなら、この療法というよりも、植物自体に見えざる〝確かな〟力があると信じていたから。

以前暮らしていた郊外の家の小さな庭先で、5年ほど取り憑かれたように土いじりをしていたことがある。あのとき、手あたり次第に植えていた植物の存在から、たくさんのよろこびや驚きや、ここちよさを受け取ることができた。新芽が生まれ、どのように背丈を伸ばし枝葉を広げ、蕾を付けるのか。いよいよ花を咲かせるときの季節との調和。地面さえあれば、水やりがままならなくても、大抵の植物は勝手に育っていく。大仰な世話などせずとも、ただ毎日地面の上に立つだけで、庭に植わっている植物がそれぞれにいちばん元気なとき、力がみなぎる瞬間をなんとなく感じ取ることができるようになった。

そうして刻々と成長し、やがて枯れていく植物の姿には、見たこともない物語が詰まっていた。花が開くときのエネルギーに満ち溢れた姿に圧倒されるいっぽうで、命を次の季節に継ぐために自らの葉を枯らし、落葉し、眠りに入るときに漂うしんとした緊張感も美しかった。いま、都会のマンション暮らしになってみて初めてわかる。思えば、あのとき移り変わる小さな自然の傍らで、その移ろいに知らずと自分自身のリズムも重ねていた。意識などしていなかったけれど、植物と自分を共鳴させていたのかもしれない。

バッチフラワーレメディは、37種類の植物に1種類の岩清水、「Rock Water（ロックウォーター）」を合わせた38種類で体系化されている。人がネガティブな状態に陥ったときに、その症状に相反する性質を持っている植物からエネルギーを分けてもらう。つまり、有用植物の持っているエネルギーとその人の波長が合うことで、本来のすこやかさを取り戻すことができる。バッチ博士はそう考えたのだ。

そんな博士は、人が持つ腸内細菌を研究し、大腸菌からワクチンを開発して医学界に功績を残した医師でもある。その博士がなぜフラワーレメディの研究にこころを寄せていったかといえば、人のからだを蝕む病原体から治療薬を得る、つまり「毒（誤解がないように言えば適切に）をもって毒を制す」ということに、どうしても納得しきれなかったからだと、本で読んだことがある。そして、これまでの研究から一転して、自然界に治療薬を求めたのは、博士の経験からの直感によるものが大きく、科学的根拠には乏しかったことも暗に書かれてあった。しかし、その研究が始まって90年が経とうとしているいまも、世界中でこの自然療法は実践され、愛好されている。それは、数字がなくとも、多くの人の体験のエビデンスが取れていることの証しだ。

「真の治療とは症状だけではなく、病の根本原因を直視すること」

バッチ博士は早くからこう言っていた。同時に、それは、医術不要論を説くのが目的ではなく、病んでいる人がいるなら、その人自らが自分の内側に不調の原因を探り、自己治癒を助けられる方法を生み出すことが人の幸福に繋がる。そう博士は考え実践したのだった。

では、このレメディとなる植物、草花や木々をバッチ博士がどのように探し出したかといえば、それは、イギリスの自然のなかをひたすらフィールドワークし続けたのだと書かれてあった。レメディに取り入れられた植物はけっしてめずらしいものだけではなく、イギリスの森であたりまえに育っているものもたくさんある。博士はその植物の風貌、持っている特徴や性質、生育に好む環境などを丁寧に観察したという。そこに、人間の性質との共通点やわたしたちにプラスに働きかけてくれる要素を見つけようとした。その話を読んで、わたしが思い出したのは、アマゾンで暮らした経験を持つ友人の話だ。

彼女の話によれば、熱帯雨林の村ではもちろん現代医療はなく、村に暮らす人たちは、自分のこころとからだ、魂のどこかに不調を感じると、自然の力に助けてもらっていたとのことだった。それは街の暮らしにはない文化。村で信頼されているシャーマンと夜、森のなかで行う儀式。野生の花と、川か湖の水と香りの強いオイルを注いだボウルを2つ用意して、片方はあたまから浴び、もうひとつには足を浸ける。そうしてシャーマンが精霊に呼びかける歌を歌うのだという。

物質社会に慣れ親しんだ人間からしたら、なんとも時代錯誤的な話だと感じたとしても、それはそれで間違っていない。でもわたしは、この話を聞いて妙に納得してしまったのだった。わたしたちには本来備わっていた、生きるために有益な野性の知識があったのだろうと。そしてその知識は、それほど時間がかからないうちに、ほぼすっぽりと忘れ去られてしまった。

現代に暮らしながら、忘れてしまったその記憶を自分のからだをもって掘り起こす実験ができたらおもしろい。西洋医学の知識や経験を携えながら、最終的に自然のなかに癒しを求めていったバッチ博士のフラワーレメディというメソッドは、そういう意味で直感や感性を磨くよろこびも与えてくれる療法かもしれない。

わたしは、バッチフラワーレメディを教えてくれた友人のコンサルテーションを受けてみることにした。こうして花の癒し、植物の癒しを経験することになる。

＊　現在では、その土地土地で自生する植物から作る「フラワーエッセンス」のメーカーが世界各国に存在している。本書では、バッチ医師が提唱したバッチフラワーレメディに関してのみ、「レメディ（薬）」という表現を使っている。

フラワーレメディとメンタルコーチ Sakura Sumida Leeさんのこと

波動という響きに、どんなイメージを持つだろう。なんとなくこころもとないものを感じるだろうか。では、波長はどうだろう。〝波長が合う〟など、こちらはふだんから気軽に使っているから、あんまり抵抗がないかもしれない。

あの美しい海の波は、波長が同じ波に出合ったときにはじめて重なり変形するのだという。海にかぎらず、思えば自然も動物も、わたしたちひとりひとりがリズム＝波長を持って暮らしている。そんなリズム同士が出合って、感化されたり反発したり、そしてときどき、ぴたりと重なり合って共鳴することもある。それを〝意気投合〟と呼んだり、少し飛躍して〝ご縁〟と表現したりするのかもしれない。わたしとさくら

post card

料金受取人払郵便

浅草局承認

1068

差出有効期間
2022年
9月30日まで

111-8790

051

東京都台東区蔵前2-14-14 2F 中央出版

アノニマ・スタジオ

BODY JOURNEY 手あての人 と セルフケア 係

✉ 本書に対するご感想、つるやももこさんへのメッセージなどをお書きください。

このはがきのコメントをホームページ、広告などに使用しても　可　・　不可　（お名前は掲載しません）

BODY JOURNEY 手あての人 と セルフケア

2/211119

この度は、弊社の書籍をご購入いただき、誠にありがとうございます。今後の参考にさせていただきますので、下記の質問にお答えくださいますようお願いいたします。

Q/1. 本書の発売をどのようにお知りになりましたか？
□書店の店頭　□WEB, SNS（サイト名など　）
□友人・知人の紹介　□その他（　）

Q/2. 本書をお買い上げいただいたのはいつですか？　年　月　日頃

Q/3. 本書をお買い求めになった店名とコーナーを教えてください。
店名　コーナー

Q/4. この本をお買い求めになった理由を教えてください。
□著者にひかれて　□タイトル・テーマにひかれて　□デザイン・イラストにひかれて
□その他（　）

Q/5. 価格はいかがですか？　□高い　□安い　□適当

Q/6. ふだん取り入れているリラクゼーション方法やセルフケアなどがあれば教えてください。

Q/7. 暮らしのなかで、気になっている事柄やテーマはなんですか？

Q/8. よく読む本のジャンルや著者、また雑誌などを教えてください。

Q/9. 今後、どのようなテーマの本を読みたいですか？

Q/10. アノニマ・スタジオをご存知でしたか？　□はい　□いいえ

お名前

ご住所　〒　ー

ご年齢　ご職業

e-mail

今後アノニマ・スタジオからの新刊、イベントなどのご案内をお送りしてもよろしいでしょうか？　□可　□不可

ありがとうございました

さんの出会いも、後から考えればそんな共鳴によって生まれた縁だったように思う。

最初にさくらさんと出会ったのは、母だった。友人を訪ねて行った先にたまたま彼女も遊びに来ていて、そこで話をしていた流れで、その場でさくらさんのセラピーを受けることになったのだという。母が受けた「アクセスバーズ®」というメソッドは、脳にある32のバーズ（ポイント）を約1時間半かけて順番に指で軽く触れていくことで、あたまの緊張や疲労を解き、リラックスさせる効果があるといわれているボディセラピーだ。たいていの人は施術されている間にうとうとしてしまうそうで、母も例外なく途中から熟睡し、最中の記憶はない。ただ、終わったあとの爽快感、軽やかさは言葉にし難く、なにより、ふだん、だれかに自分のあたまをこんなに丁寧に触ってもらうことはないから気持ちがよかったと話してくれた。たしかに。人にあたまを触ってもらうのは美容院の洗髪くらいか。ましてや大人になったいま、ただ「よしよし」となでてもらう経験もそうあるまい。母が言った。

「ちょっと、もう一回やってもらいたいから、近々あなた習いに行って来なさいよ」

これが、わたしとさくらさんの出会いである。

さくらさんの講習を受けて、「アクセスバーズ®」のプラクティショナーの資格を取得してしばらくは、練習会と称して、たまに仲間で集まっていた。彼女からフラワーレメディの存在を教えてもらったのはそのとき。当初は〝花のお薬〟なんてロマンティックだなあと思っただけだった。ただ、もともと長らく花屋でアルバイトをしていたこともあり、また、思いつきで始めた庭仕事にどっぷりとはまっていた時期もあって、身近な花（植物）が人を癒すという仕組みには強く惹かれた。触れているだけでこころが和むというのは、おそらくペットと同じように花にも充分な力があるということもいわずもがな経験済みだ。ちょうどこのとき、出張が続いて心身ともに疲れていたわたしは、こうして、さくらさんからフラワーレメディのコンサルテーションを受けてみることにした。２０１６年のことだった。

バッチフラワーレメディのメソッドは、その人のいま感じているこころの状態と38種のレメディの指標を照らし合わせながら、最高で7種類のレメディを選び、それを希釈して主に飲用したり、肌に付けたりして使う。さくらさんは、わたしの話し相手となって、必要なレメディを選ぶ手伝いをしてくれる。お茶を飲み、お菓子をつまみながら、「最近どう?」そんな調子で始まるところは、ふだん友人としている会話とほとんど変わらない。けれど、最も違ったのは、彼女がひたすらにわたしの聞き役になってくれるということだった。

いまの状況、起こった出来事、それについての感情。対処しようとしたときの行動、できなかったときの気持ち。あるいは、漠然として簡単に言葉にならない不安のようなものを鋭い質問で、少しずつ表面に引き出してくれる。それに丁寧に答えようとすればするほど、わたしは自ずと自分のこころの奥深くまで潜っていくことになる。すると、ひとりで悶々としていたときにはたどり着かなかった思考が、ふと言葉となって浮かび上がってくることがあった。話し続けることで気づくことがある。それを身をもって知った。いっぽうで、たとえ言葉が出てこないときも、さくらさんは、必要があると思えばじっくりと考える時間をくれる。沈黙の時間を待ち、丁寧にメモを取り、根気よくクライアントに付き合ってくれる。

そうやって選んでもらったレメディは、最後に自分の手で数滴ずつ小瓶に入れていき、少量のアルコールとミネラルウォーターで希釈する。これを1日4回以上摂取するのだが、初めてフラワーレメディを飲んだときのことはよく覚えている。

　ふんわりと肩の力が抜けたのである。あったかい感じが胸に広がった。みるみるうちに疲れが取れたなんてことはもちろんない。そもそも劇的になにかが起きることも期待していなかった。ただ、ほっとしたのである。その日から、その茶色い小瓶をお守りのように持ち歩いた。朝起きてすぐに飲む水に、出先のコーヒーに、食後のお茶にも数滴。当時、とにかく心配していたことがあって、それを忘れるということはできなかったけれど、言葉は難しいが、気づけば心配から目をそらさず、心配を心配として受け入れることができるようになった。

　こうして1〜2ヶ月に一度のコンサルテーションは約一年間続いた。その間に、わたしの状況も環境もこころ模様も刻一刻と移り変わるなか、さくらさんのそれもどんどん変化していった。


　あるとき、「わたし、赤ちゃんができました」と、突然言われたときの驚きといったら！　いまでもときどき思い返す。間もなく彼女は、故郷の鳥取県米子市へ戻り、わたしとさくらさんは、SNSの動画チャットで話をするようになった。コンサルテーションのたびに大きくなるお腹に祝福を送りながら、赤ちゃんにもわたしの言葉は届いていただろうか。スマホの画面で見るさくらさんの顔は、どんどん母の顔になっていった。声色も変わっていった。

わたしがさくらさんのコンサルテーションを卒業したのは2017年の8月16日。そのちょうど1ヶ月後に心機一転、5年間住んだ場所から新しい家へ引っ越しをした。その後間もなく、無事に赤ちゃんが生まれたとお知らせが届いた。

彼女はいま、夫の故郷、ハワイ・オアフ島にある、年中虹が出る渓谷の町・マノアで、夫と2歳になった娘・ナイア（ハワイ語でイルカという意味）ちゃんと3人で暮らしている。自宅の周囲は森に囲まれていて、ハワイ古来の植物や花々も自生しているそうだ。さくらさんはその植物で、これから〝虹の森〟のフラワーレメディを作ろうと実験を始めている。

ところで、先日思い立って、さくらさんがコンサルテーションのたびにレメディの瓶と一緒に渡してくれていた処方箋の束を引っ張り出してみたところ、あることに気づいた。それは、これまでのすべてのボトルに、「Walnut（ウォルナット）」のレメディが入っていたことだった。レメディ名の横には、「低気圧など気候や環境の変化に」「人生の移行期に」「過去よりいまを受け入れる」「前を見て変化に対応できる」「引っ越しの決心、プレッシャーに」……。さくらさんは、表現を変えながら次へ進むための言葉を記してくれていた。わたしの変化したい気持ちをずっとわかっていて応援してくれていたのかもしれない。

ちなみに、ウォルナットは、自主的に変化を望むとき、あるいは自身の願望にかぎらず環境が動くとき、その人の決断や行動を後押しし、こころに寄り添ってくれるレメディといわれている。

アーユルヴェーダとの出合い

「ねえ、最近インドのハーブで髪を染めているんだけど、けっこうきれいに染まってるでしょ」

ある日、母に言われて髪を触らせてもらったら、なんだか髪質も柔らかくなってボリュームも増したようだった。聞けば、ヘナとインディゴを使って染めるらしい。ヘナという言葉は聞いたことがあったけれど、まだ本物の植物を見たことがない。それに、ヘナといえばハーブというよりも、白髪染料としての固有名詞、あるいは商品名を先に思い出す。

いろいろ知りたくて矢継ぎ早に質問をしていたら、「とにかく、ゆっこちゃんを紹介するからあなたも行って来なさいよ」ときた。おそらく詳しいことを一から説明するのが面倒になったのだろう。ゆっこちゃん？　と思いながらもわたしは素直にそうすることにした。

初めて会ったゆっこちゃんはわたしと同じ歳だった。母の話では、一緒にご飯を食べに行ったりしているようだったから、てっきりマダムな姿を想像していた。そんな話をしたら大笑いになった。それにしても。好奇心旺盛な母のおかげで、わたしの交友関係はここ数年広やかだ。そして、この出会いは、インドの伝統医療・アーユルヴェーダとの出合いでもあった。

ゆっこちゃんこと中村祐子《なかむらゆうこ》さんのサロン「Attari（アッターリー）」は、ヘアサロンではなくヘナサロンだ。ヘナをはじめ、インディゴ、アーマラキーなど、薬草・薬樹・薬果としてインドの家庭で古くから使われてきたハーブの知恵を、頭皮と毛髪のトリートメントを中心に、足湯や座浴（韓国式よもぎ蒸しのようなもの）など、リラクゼーションの方法と一緒に伝えている。扱うハーブはすべてオーガニック。インドのラジャスタン地方の畑で育てたものを粉状にしたもので、これらは彼女の師でもある女性が、自身でルートを開拓し、30年以上にわたって輸入している。ヘナにはもちろん化学染料（ジアミン）は入っていないし、化学物質・防腐剤等、添加物もなし。ポリフェノールやビタミンＣが豊富で若返りと強壮の果実といわれてきたアーマラキーの粉末は、食品認可も取っているから、わたしはいつもお茶として飲んだり、夏場には、日焼け後のお手入れのためのミストを作ったりもしている。

「ひとことでヘナといってもたくさんの使い道がある。だから、ヘナとインディゴで髪を染めるということではなくて、解毒や消炎、殺菌作用が期待できるハーブでトリートメントすることで、髪質がよくなったり、おまけとして白髪が染まる、という考え方なんだよね」

彼女のその言葉を聞いて納得した。ハーブ、植物は生きる力に溢れている。だからわたしたち人間はその香りや生命力に魅了され、その力をいただいて暮らしのなかで活用してきた。そうやって何千年にもわたって各地で積み重ねられてきた経験が、やがて効果や効能として受け継がれて、いまの知恵があるのだ。彼女自身、体調を崩したことがきっかけでこのハーブに出合い、いまのサロンを開いた経緯がある。そう考えると、わたしたちに力を与え続けてくれる植物は本当に偉大だ。手段のために乱用するのではなくて、ちゃんと感謝しないといけない。こうして、インドの薬草（ハーブ）学のなかでとても重要な植物、ヘナを入り口にして、アーユルヴェーダという医療体系をもっと知りたくなった。

調べてみれば、この伝承医療は5000年近く続いているという。医療の礎ともいわれていて、WHO（世界保健機関）でも研究が続けられている。現地ではアーユルヴェーダも西洋医学もどちらも国が認める医療なので、国民は治療の選択ができるのだと知った。

その後、インドで暮らしながらアーユルヴェーダの治療院の手伝いをする友人に出会い、いろいろと話を聞いていたら、インドは〝ヴェーダ〟で溢れている、〝ヴェーダ〟でできているといってもいいのではないかと思うようになった。ヴェーダというのは簡単に言うと「知識」のこと。あらゆるヴェーダは思想として聖典のなかに記されている。なかでも、生命の科学とも訳されるアーユルヴェーダは、文字通り「生命と健康に関わる知識」という意味。他にも、リグヴェーダ、サーマヴェーダ、ヤジュルヴェーダ、アタルヴァヴェーダと、学校で学ぶヴェーダは膨大で、つまりヴェーダは人生そのものとも言い換えられる。インドの人々の生きる指針ということなのだろう。

わたしたちの知るところのアーユルヴェーダといえば、額にオイルを垂らすシロダーラなど、どちらかというとリラクゼーション、トリートメントのイメージが強い。あとは、人の体質や生理機能（ドーシャ）をヴァータ（空・風元素）、ピッタ（火・水元素）、カパ（水・地元素）に分類して……など、この程度の知識なら、耳にしたことがある人もいるかもしれない。しかし、これは実際には爪の先の先の先くらいの微々たる知識なのだ。

Attariで初めてヘナトリートメントを体験してからしばらく経ったころ。ゆっこちゃんからふいに連絡をもらった。それは、かつて自分にアーユルヴェーダを教えてくれていた先生を紹介するので、セッションを受けてみたら？　というお誘いだった。ありがたい機会を得てふたつ返事で申し込んだ。

こうして、アーユルヴェーダの医師、安藤るみ子先生を訪ねたのは、2017年の暮れも押しせまるころだった。

宇宙の片隅にて　安藤るみ子さんのこと

アーユルヴェーダ医師の安藤るみ子さんは、インドの国立大学で6年間勉強をし、インド政府認定のアーユルヴェーダ医師の資格（ＢＡＭＳ）を持つ人だ。現在は「スヴァルナアーユルヴェーダ・スクール」という学校を開き、校長を務めている。わたしが彼女のセッションを受けたのは、２０１７年の暮れのこと。ヘナを通じてアーユルヴェーダの世界に触れ、もっと詳しく知りたいと思ってまもなくのことだ。るみ子先生は、すでにたくさんの生徒さんを教えながら、アーユルヴェーダと並行して鍼灸やマッサージの治療を行っていた。

予約をする際に、生年月日と出生時間、生まれた場所を聞かれた。そのときにセッションの初回にインド占星術をすすめられて驚いた。占星術がどうして医療と結びつくのか？　占いは嫌いではないけれど、日本人のわたしたちからしてみればそれはどちらかというと娯楽のひとつでしかない。でもインドでは、占星術（星学）もまたヴェーダ＝知識体系と切り離せない学問と考えられているのだという。サンスクリット語では「Jyotish（ジョーティシャ）」。「Jyot」とは光という意味だ。そして、るみ子先生は、アーユルヴェーダの治療の一環として、必要に応じてこのジョーティシャも行っているとのことだった。

初めて会ったるみ子先生は、とても穏やかな笑顔の素敵な女性だった。でも、席に着き診断を始めると、凛とした厳かさが伝わってきた。いったいこれからなにを告げられるのだろう。背筋が自然と伸びた。

ジョーティシャでは、太陽系の7つの星、太陽・月・火星・水星・木星・金星・土星と、太陽の軌道（黄道）と月の軌道（白道）の交点、ラーフとケートゥを合わせて9つの惑星（実際2つは数学上の点）と12星座がキーとなるとのことだった。基本となる惑星の数や基準点の取り方など、西洋占星術の見方とはいくつか異なるところがあるらしい。わたしが宇宙の片隅に生まれ落ちた瞬間、天空の星々の配置、位置関係はどうだったか。クンダリー（ホロスコープ）を読み解いていく。そう考えるととても神秘的で、ワクワクした。星々の持つ自然の法則や性質が、その人の人生観にどのような影響を与えるのか。クンダリーは、人生の流れだけではなく、身体のバランス、生命活動にも関わりがあるとされる。つまりは、健康観をも読み解くヒントになるということだった。

生まれてから亡くなるまで、常に人はそれぞれ9つの惑星のうちどれかの星に影響を受けながら人生を歩み、その惑星は、年を経ることでめぐっていく。ちなみにひとつの惑星下にいる時間は、数年から十数年と一定ではない。この大きな流れ（マハーダシャー）の間に、さらに中期的な9つ（惑星）の流れ（アンタルダシャー）がめぐっていく。

「近々でいうと、2015年5月というのが、つるやさんにとって大きな切り替わりの時期でした。おそらく、2013年からその片鱗はあったはず。なにか思うことはありますか？」

るみ子先生からそう聞かれて、正直固まった。2013年は忘れもしない。父が亡くなった年だった。

「24歳から39歳までは、旅も多くめまぐるしい、とても忙しい時期だったと思います。40歳から再び星が切り替わった。このときには、いままで持っていた価値観や幸福、そういうものもいったんすべて切れるんです」

彼女のその言葉は、からだの深くに届き、わたしのなかを清々とした風が吹き抜けていくのを感じた。怖くはない。むしろ、薄々感じていた外と内の変化を、初対面の人にはっきりと言葉にしてもらって助かったような気がした。るみ子先生によれば、これからのわたしは土星期。土星は地球から最も遠く、最も大きな星。土星からは逃れられないといわれている。この星の時期は、人生においての大きな変化や、望まない試練などが起きるといわれているけれど、言葉を変えればそれによって大切なものを得られる、人生の本番ともいえる。

「2015年、40歳は土星期（長期）の土星期（中期）から始まっています。これが終わるのが2018年の5月。もしもこの時期に辛いことがあったなら、これ以上のことは起こりません。すべてここに集約されている。それからは、スピーディーですね。土星期なのに停滞をしない。これは本当にめずらしい星回りで、しかもつるやさんは土星との関係が〝友達〟と出ているんです。たくさんのギフトをもらえるはずですよ」

医療占星術師、そしてアーユルヴェーダ医師の語るわたしの星の物語。それは、ラッキーかアンラッキーかといったような日常の星占いとはまったく違うものだった。出生場所と出生時間しか知らせていない。でも、なかにはどうしてそんなことがわかるのだろう？　と目を丸くするような、過去・現在の話、身体的な強みや弱点、陥りがちな感情や行動についても話が及んだ。そうして、まだ見ぬ未来の話まで……。わたしは、言葉の仕事を続けていくそうだ。仕事の部屋に主要な星が集まっている。行動をすることで世界が広がってゆく。仕事をすることで、今生に生まれた意味を知るのだそうだ。

運命とか天命とか、そういった表現は好きではない。人に決めつけてほしくない。そう思ってライトなもの以外、占いの個人鑑定の類は避けてきた。でも、はからずともやってきたこの機会はとても貴重だった。理学博士の佐治晴夫さんが、からだという物理的質量をもって生きる人間もまた、星々と同様に宇宙の一部だ、といった内容をなにかに書いていたのを思い出す。インドの長い長い歴史、宇宙観、ヴェーダの端っこに触れられたような経験だった。


「めったにない、天体にとても愛されている人です」

るみ子先生に言われた言葉。それは、いまもこれからも、わたしの宝物だ。

最後に、彼女は丁寧に時間をかけて、わたしの脈を取った。そして、春までの過ごし方の知恵を授けてくれた。あれから二年が経ち、わたしの生活や状況は流れるように変化をしている。そうしてふと、るみ子先生の顔を思い浮かべては、次のセッションのタイミングを静かに心待ちにしている。

ワイマナロのダグラス

2018年の1月に長い休みを取ることは、一年近く前から計画していた。当時、のちに一緒にWEBサイトを立ち上げる友人・日高《ひだか》しゅうがオアフ島に留学していて、彼女が暮らすシェアハウスに宿代を払って居候させてもらうことになっていた。その時期に合わせてもうひとりの友人とも現地で待ち合わせをして、オアフを起点に3人でモロカイ島へも旅をしようという計画だった。

それ以前の4年間を振り返ってみると、本当に周囲の人の心配ばかりしていたように思う。こういう言い方をするとなんだか苦労じみて伝わるかもしれないが、誤解のないように書くと、もちろん自分自身の仕事や生活を楽しんでもいたけれど、いつもこころのどこかにだれかの体調のことが引っかかっていたということだ。

父、友人、わたしの大切な人たち。愛猫も。命はいつか終わってしまう。それは仕方がないこと。わかっちゃいるけど、ここ数年のお別れ続きはかなり身に堪えた。みんな、まだ亡くなるには早い年齢だったこともあって、すごく残念に思ったし、悔しさもあった。そうして、自分のことを振り返ってみれば、40代に入って、若いころのように無理が利かなくなってきていることにもどこかで気づき始めていて、独り身でこのまま走り続けて大丈夫なのだろうかと少し不安になったりもしていた時期だった。そういえばいつもダラダラと働いてしまって、休みもろくに取っていなかった。あまり予定を詰めずに、久しぶりに長い旅でもしてみようか。ハワイ行きは、そう思って立てた計画だった。

こうして満を持して迎えた出発のときだったが、ハワイに立つ少し前に、祖母が亡くなった。2月で101歳になる直前だった。年齢も年齢だったから、数年前からゆっくりと命を閉じていく方向へ進んでいる兆候はあったけれど、おばあちゃんの命だけは、どこか時間が止まっているような感じで受け止めていて、あまりにも悠長に構えていた。だから、正直ふいをつかれた感じだった。悲しみというよりも脱力感。急に糸が切れてしまったような気がした。それは家族中が同じような感覚だったかもしれない。

「ハワイは予定通り行ってきなさい」

迷っていたわたしを察して、母が言った。おばあちゃんは大往生よ。ずいぶん前から決めていたことなんだから、と背中を押してくれた。そうしてわたしは予定通り、ハワイへ旅立つことになった。

到着してすぐは、なにをするでもなく、海の近くを散歩したり、泳いだり、アイスを食べたり、コミュニティセンターにフラをしに行ったりしながら、なんだかぼんやりと過ごした。しなくてはいけないことから片付けるのではなく、その日やりたいことを朝ご飯を食べながら決められる贅沢。小さいころガールスカウトで歌ったロシア民謡に、「一週間」という歌があったけれど、その歌詞よろしく、早寝早起き、一日ひとつかふたつのことしかしない。ここ数年、そんな時間の過ごし方などしたことがなかったなあと、しみじみ思った。

そんなオアフ滞在のなかで、旅立つ前から唯一計画していた〝約束の日〟がやってきた。

朝からわたしと日高はおむすびを握り、味噌汁を水筒に詰めてワイキキからバスに乗った。目指すのは、オアフの北東に位置するワイマナロという町。この町に暮らす、まだ会ったことのないダグラスという男性を訪ねるのだ。

ダグラスは、ロミロミ（Lomilomi）のマスターでもあり、ふだんは近くの教会で、人々の相談役なども担っていると聞いていた。ロミロミとは、ハワイのヒーリングセラピー。この施術は現在、一般的にリラクゼーションを目的としたハワイ式マッサージのように扱われているが、ルーツを辿れば、古代ハワイから伝わる伝統的療術である。技術は代々、師範（クム／Kumu）から継承され、施術のなかには薬草を煎じて処方したり、祈り（いわゆる偶像としての神にではなく、ハワイの森羅万象に基づく）を捧げることも含まれる。

そんな彼のことは、長年ハワイのことについて書き続けている仕事の先輩、Ａさんが紹介してくれたのだった。

「ももちゃん、ハワイにゆっくり癒されに行くなら、ダグラスに会ったらいいよ。ダグラスはわたしたちが見えないこともちゃんと見通していて、アドバイスしてくれる。おもしろいから経験してみて」

Aさんの天性の明るさはわたしをいつも元気づけてくれる。しっかり地に足が着いている彼女の口から、ハワイの神秘的な事柄について聞くのは初めてだったけれど、長年現地を自分の足で取材して、友人も多い彼女の情報は信頼できるものばかり。それがわかっていたから、わたしは彼に会いにいくことに迷いがなかった。

1時間半ほどバスに揺られて降り立った町は、海岸線とコオラウの山並みに挟まれた静かな住宅街だった。うっすらと霧がかかっていて少し肌寒い。大きな家の入り口を片っぱしから覗きながら、ようやく見つけた一軒のドアをノックする。なかから大柄の男性が現れた。からだは大きいけれどなんともやさしい笑顔。ダグラスは、早速、なかに招き入れてくれた。

2階の一室へ案内され、ソファに座ろうとした途端、ダグラスがわたしの顔を見ながら言った。「あなたはもう大丈夫。これからは、JoyとFunしかないよ!」

きょとんとしながらわたしたちは顔を見合わせた。わたしは英語が得意じゃない。

最低限のヒアリングしかできないけれど、それは、すとんと耳に入ってきたのだ。同時に、なんだか不覚にも気持ちがゆるんで、うっすら涙も浮かんできた。するとたたみかけるように、「ふたりの男性があなたを迎えに来るから、選びなさい」と。唐突！　これには思わずふたりしてふき出してしまった。Mr.ダグラス、あなたはどうしてそんなことがわかるの⁇

ダグラスは、ハワイでいう〝Kahu[*1]（カフ）、Kahuna[*2]（カフナ）〟という存在だということは聞いていた。彼は、わたしたちがまだ知らないことが見えたり、亡くなった人の声を聞くこともできるようだ。そんなことをAさんが言ったときに、わたしはさして驚くことはしなかった。「そういうこともあるだろう」。信じるとか信じないということではなくただそう思う。この世の人がよりよく生きていくために、亡き人のメッセージやアドバイスを与える存在、伝統的なシャーマニズムの文化は確かに存在する。日本にも、沖縄のユタや青森のイタコのように、宗教などとは切り離された土着信仰的な営みが現在も残っている。ましてや森羅万象、万物にマナ[*3]（Mana／生命）が宿ると考えるハワイのこと。そのような存在は、むしろ自然に受け入れることができた。

現にダグラスは、わたしがなにも話さなくてもなんでもわかっているようで、よどみなく、話を続けた。

たとえば、父は、わたしにとってのガイド、導き手となってくれているらしい。さらに、以前飼っていた犬を連れてときどき実家に帰っているそうだ。いま、母と暮らす猫たちは、その訪問をわりと楽しみに待っているという。「ありえない」。あたまの端っこでそう思いつつも、なんとも牧歌的なエピソードに頬がゆるんだ。いっぽうで亡き友人は、わたしに感謝をしているそうで、いまはHealthy & Happyだから大丈夫とのこと。祖母にいたっては、わたしのことをずっと心配していて、どうにか結婚させるために（裕福な）男性を送り込んでくれようとしているという。

お別れをしたはずの人の近況を、祖国から遠く離れたハワイの町で、今日会ったばかりの男性の口から聞いているというなんともおかしい状況。しかし、わたしの生い立ちや家族構成などもいっさい知らない人から伝えられる話は、未来のこと以外、つじつまが合わない、あるいはトンチンカンなことは一切なかった。

あたまに「？」が何個も浮かびつつも、緊張していたこころはどんどん解けてくる。気持ちが晴れていくのと同時に、空にかかっていた霧もどこかへ消えたようで、部屋に陽の光が差してきた。

最後に、ダグラスはわたしたちを交互にベッドに寝かせて、からだの調整のようなものをやってくれた。わたしは何度か左足をきゅーっと引っ張られて、「大丈夫、あなたはちゃんと愛されて育てられてきたよ」と言われた。その瞬間、なんだかいたたまれない気持ちと安心感が綯い交ぜになってまた涙が出てきた。それでも終わればケロっとしたもので、彼が作ったというパウンドケーキをごちそうになり、すっかりリビングでくつろがせていただいた。

帰りは、ダグラスが便のいいバス停まで車で送ってくれた。ドネーションしか受け取らないという彼にこころばかりを渡し、ハグをして別れた。わたしたちがプレゼントしたティーリーフで編んだレイを彼が最後まで首にかけてくれていたのがうれしかった。

ふたりして興奮とぼんやりを行き来しながらバスに揺られていた。途中ハナウマベイで、海水浴帰りの観光客がこれでもかと乗り込んで来て、車内の空気が入れ替わる。

そういえばダグラスが言っていた。わたしは、これまでもこれからも、あちこち旅をしながら生きていく。そういう景色が見えるらしい。

もちろん今日も、充分Journeyな一日だったけれど。

＊1　Kahu（カフ）とは、神とその守護者（または秘密を守るもの）の最も親密で秘密の関係性を示し、いっぽうでKahuna（カフナ）は共同体における専門家としての司祭と地域社会の関係性を示唆する。
出典：(Catherine C. Summers ; Material Culture: The J. S. Emerson Collection of Hawaiian Artifacts)
カフナを〝神職〟と捉える面もあるが、原稿を書くにあたっては、本来の宗教という意味ではなく、KahuおよびKahunaについて、古代ハワイの「世界観」・「概念」として捉えている。

＊2　Kahuna（カフナ）は、あらゆる職業の専門家のこと。神職、医者、職人、呪術使いなど。1845年に第一回ハワイ議会により制定された基本法のなかでは、「医師」「外科医」「歯科医」がカフナと呼ばれている。なお、ハワイは欧米化が進むなかで、フラを含めいろいろな独自の文化が禁止されていた時代が続いたが、1974年の法律改定にて、カフナの活動を再び許可することが公に認められた。

＊3　Mana（マナ）＝命。ハワイアンは生き物以外の自然にもマナが宿っていると古来から考えてきた。生物も広く「自然」の一部と捉え、そこに有機物・無機物の区別はない。

抱きしめる

別れ際、その人はそっと、でもとても力強くわたしたちを順番に抱きしめてくれた。わたしの番になったとき、「きちんと話を聞いてあげられなくてごめんなさい」。そう言って、彼女はポケットから小さな塊を取り出してわたしの手のひらに乗せた。ひんやりと冷たくなめらかな感触。それは緋色の細いリボンが結ばれた小さな貝殻だった。一瞬、なんのことだろう？　と考えをめぐらせたが、すぐに、昨日ポロリと話した内容を思い出したのだった。

８つの島からなるハワイ。そのうちのひとつ、モロカイ島へ行ってみたい。そう言い出したのは友人だった。

「モロカイ島に、山崎美弥子《やまざきみやこ》さんという画家がいてね。その絵がとてもきれいなの。一度本物が見てみたい。彼女に会ってみたい」

モロカイ？　不思議な響きの島の存在に興味が湧いた。

とはいえ、モロカイにはたった4日間の滞在。でもとても濃密な時間だった。朝は、鳥のさえずりで目を覚まし、ブルーグレイからコーラル、コーラルからオレンジに変わっていく空をただただ静かに眺める。高台から遠く海を見渡せば、クジラがしぶきを上げてあちこちで飛び上がるのが見えた。太陽の光を浴びて、海水にからだを浸して、風に吹かれて、気づけば一日が終わる。夕刻になれば空は再び表情を変え、水色のなかに緋色が混ざったかと思えば、あっという間にオペラピンクに塗り替えられて、やがて紺碧から漆黒の夜へと移り変わっていく。

美弥子さんの絵は、そんなモロカイの空、海、自然そのもののようで、同時に、わたしたちがまだ見たこともない、触れたことのない世界を描いているようにも感じた。

千年後の未来。

彼女は自分の絵のことをそう表現した。

それは、未来から遡ったいま、わたしたちに届く光の招待状。

たくさんの絵を見せてもらっているうちに、その光の空間にすっと吸い込まれていき、その絵のなかで自分のからだがゆらゆらと漂っているように感じた。すると、美弥子さんの次女のタマちゃんが突然、「わたし、あなたたちと前に会ったことがある。でも3人とも全然違う場所」と、無邪気に言った。そうか、わたしたち会ったことがあったのね。そう素直に納得できた。そして同時に、「わたしという存在は、ただ、いま、ここに在るだけなのだ」という感覚がどんどん強くなっていった。時計を見ることもなく、食事も気の向くまま、だれかとの約束、やるべきこともひとつもない。

ただ、在るだけ。

気づいたら、ここ4年間ほどの出来事を話していた。

人生で大切だと思っていた人と立て続けに今生でのお別れをしたこと。だれかの命が削られていくようで、時間が経つのがただ怖くて、未来など思う余裕がなかったこと。もう悲しい思いは手放したいなあと思って、長い休暇を取ってハワイに来たこと。

そして、モロカイへ立ち寄ったこと。

「きちんと話を聞いてあげられなくてごめんなさい」

彼女は昨日のわたしの話を聞き、でも、その後ゆっくりと時間を取って詳細を聞いてあげられなかったことを申し訳ないと思ってくれたのだ。わたしは、美弥子さんのそのやさしさと、別れの挨拶代わりであるハグにうちのめされてしまった。美弥子さんの手の温もりに、合わせた胸のやわらかさにどうしていいかわからず、代わりに手のひらに乗せてくれた貝殻をただ両手で包んだ。

彼女があやまる理由はどこにもない。わたしは数日間だけ訪れた旅人なのだ。すれ違うだけのわたしに、どうして惜しげもなくこんなやさしさを与えてくれるのか。そう思うのと同時に、自分のからだに張りついていた、なにか重たいものが、ストンと地面に落ちた気がした。

この旅から9ヶ月後、わたしはそのとき一緒に旅した友人と、WEBサイトを立ち上げた。

サイトをオープンしてしばらく経ったときに、美弥子さんからメッセージが届いた。それは、15歳になる長女のキラちゃんが、生まれる前から7歳の誕生日を迎えるまでの日々を綴った文章を、わたしたちのWEBマガジンに掲載してほしいという、うれしい提案。まもなく「サンダルウッドの丘の家より」というタイトルでエッセイの連載が始まった。そして、そのプロローグの文章には、モロカイの旅でわたしが感じた「どうして？」の答えがはっきりと綴られてあった。

それは「秘密の魔法」のなかのひとつ、「この世界で一番の贈り物」。「両腕さえ持ってこの世に生まれて来た、それだけ幸運であったなら、いますぐにだれにだってあげることができるもの」。それが「抱きしめる」ということなのだ、と。そして、それは「このうえない贈り物」であるということ。簡潔でゆるぎない、確信に満ちた言葉はまさに魔法のギフトだった。

それからしばらく経って、彼女と日本で再会し、話す機会があった。あの日、わたしが美弥子さんに抱きしめられて余計なものを手放せたように、美弥子さんもまた、モロカイで暮らすようになってから、島の人々が日常的に与えてくれるハグに深い愛情を感じたことを教えてくれた。やがて、自分自身もそんなハグをしたいと強く思うようになったという。ところが、最初はハグどころか、他人に触れることにもためらいがあり、なかなか自然にできなかったそうだ。あるとき、それを夫に相談したら、「気負わずに練習をするように抱きしめ続ければいい」と言われた。その成果は……冒頭の通り言うまでもないが、本人いわく「まだまだ練習中の身」なのだという。

その話を聞いてはっとした。そうだ！　となりに大切な人がいるなら迷っている暇はない、抱きしめよう。せっかくこの世にからだを持って生まれてきたのだから、このからだがここに在るうちに……。自分が抱きしめられてここちよかったら、だれかにそのここちよさを味わってもらう。おいしいおまんじゅうを食べて感動したら、「ねえ、これおいしいんだよ」と、だれかにおすそわけするくらい気軽に、かろやかに……。

さて、そう思ってから月日は経ち、美弥子さん同様、目下のところ絶賛練習中だが、〝抱きしめる〟ことの効果は感じている。

母親と仲良くなった。友人が増えた。日本社会では、やたらめったらハグするのはリテラシーの問題があるけれど、仕事の関係でも、別れ際、こちらが両手を広げるアクションをして自然にハグできた人とは、１００倍増しで穏やかな関係を築けるように思う。そして、結局のところ、〝からだはうつわ〟なのだとあらためて感じる。わたしたちは、うつわのなかにエネルギーを秘めている。それを互いに渡したり受け取ったり、交換しながら毎日を生きているのだ。その触媒のひとつになっているのが手であり、この両腕なのではないか。そう思いながら、ときどき自分の両手のひらをみつめている。

第3章

からだが先か、こころが先か。

ホーアイロナのひらめき

その言葉と初めて出合ったのは、仕事で九州を訪れたときのことだ。車で移動している途中、となりに座っていた先輩ライターのAさんが、窓の外の景色を見ながら、「あー、ホーアイロナ」とつぶやいた。実際は、馴染みのない響きで一度で耳に入って来ず、「いま、なんて言ったんですか？」と聞き返したように記憶している。

それはハワイ語で予感・予兆といった意味で、自然現象や風景など、胸を打つ、ころを掴まれるようなことに遭遇したら、ハワイではそれを〝ホーアイロナ〟という。そしてそのホーアイロナをともに経験した人とは、その後もいい関係性を築いていけると信じられているのだと教えてくれた。初冬の、淡く緋色を帯びながら暮れていく有明海を眺めながら、これもホーアイロナだねえ、と話した。

二度目は、ハワイのモロカイ島を旅したときだった。島で暮らし、絵を描き続けている、画家の山崎美弥子さんの自宅を訪ね、友人とわたしは1枚ずつ絵を買った。美弥子さんは、購入者が決まってから絵にタイトルを付ける。わたしの絵の裏には「Hānau'o Hina（ハーナウ オ ヒナ）＝ヒナが生まれる」と書かれてあった。ヒナとはハワイ神話で月を司る神のことだ。そして友人の絵に付けられたタイトルが「Hō'ailona（ホーアイロナ）」だった。こうして最初の出合いからほんの2ヶ月後、同じ言葉に再会したのだった。今度はすんなりと入ってきて、わたしの言葉の引き出しに収まった。

このハワイへの旅は、いつも休息を後回しにしがちな自分のために、半年以上前から決めていたもので、ゆっくりとなにもしない時間を過ごそうと思って計画した。モロカイ島滞在中は、それは素晴らしい朝焼けと夕焼け、そしてただひたすらに長い水平線を眺めて過ごした。島の空はとても表情が豊かだ。とくに日没タイムは、なによりのお楽しみ時間。夕陽が織りなすグラデーションはふたつと同じものはなく、まるでショーを見ているようだった。着いた初日は景色が広大すぎて、あっけにとられていたように思う。2日目になってようやくこころが追いついた。

そうやってただひたすらにぼーっとしていたら、ふいに「東京に戻ったら始めたいことリスト」でも書いてみようかと思いついた。

その項目のひとつとして、WEBサイトを開設して情報発信をしたいという思いが湧きあがった。内容は、からだに関わること。ここ数年、周囲で体調を崩す人が増え、悲しい思いもした。わたし自身も30代から40代へと移り変わる時期でもあって、仕事も勢いに任せて気合で乗り切ることにも限界を感じ始めていたし、これからは、少しからだの変化をみつめながら過ごしていかなくてはいけないなあ、と、なんとなく考え始めていたということもある。その少し前から、鍼灸マッサージ師やボディセラピスト、自然療法家など、不思議とからだにまつわる仕事をしている人に出会う機会も多くて、彼らの考えや仕事をくわしく聞いてみたい、伝えていきたいという気持ちも芽生えていた。でも、WEBというキーワードは浮かんでも、実際には具体的に案があるわけでもなく、なにをどうやっていいかも思いつかない。ただ、自分を含めた周囲の人がよりすこやかで穏やかに、美しく暮らすためになにかできないかなあ、とその思いだけがあった。

やがて東京の日常に戻り2ヶ月ほどが経ったころ、おまじないのような例の言葉がふいによみがえった。

――ホーアイロナ、ヨチョウ、ヨカン。

白い紙に、まずはホーアイロナと書いてみて、その後、思いつくことをとにかく走り書きした。そして、なぜだかそれを、一緒にモロカイ島を旅した友人のひとり、日高に送ったのだった。どんな返事が返ってきたかは忘れてしまったけれど、後日、彼女が家に遊びに来て、「これ、できるかも。やったらおもしろいかも」と、小ぎれいな風貌とは真逆の、いつもの男前な感じで言った。

サイトのテーマは「Body Journey　こころとからだを旅する」。

2013年に父を亡くし、その後4年ほどの間に、いくつかのお別れを経験した。たまたま続いた身近な人の病と死は、わたしを人のこころとからだへの興味へとかり立てた。からだだけでも、こころだけでも人は生きていけない。からだ（Body）とこころ（Mind）、そして魂（Spirit）は常にワンセット。お互いが調和してこそ、真のすこやかさが生まれるのではないか。そして、そうなるために自分のこころとからだをみつめる、知ろうとするということは、まるで旅のようなものではないだろうか。

病気になったから病院へ行く。具合が悪いから薬を飲む。そうではなくて、ふだんから自分に関心を向けることが大切。恐怖心をあおるような健康情報に溺れてしまう前に、オーガニックや玄米菜食など本来ここちよい選択であるはずのものを健康への心配から盲信してしまう前に、楽しみながら自分のからだ、家族の健康を考えていきたい。なによりわたし自身がそうしていきたい。そんなヒントになる、さまざまな知恵を発信する場を作りたいと思ったのだった。


わたしたちのこの計画には、仲間が必要だった。同じように、からだとこころに興味を持っている人。あるいは、それをテーマに仕事をしている人。住んでいる場所も超えて、あるいは西洋医療と東洋医療など、相対する思想のように扱われてきたジャンルも超えて集える場を作りたい。そして、あらゆる情報を知恵として発信し、そこから自分に必要なもの、ここちよいものを読者に選んでほしい。

わたしたちはお互いの友人や知人にとにかく会いにいくことになった。そして、不思議とその縁は途切れることがなく、次々に繋がり、夏の終わりまであっという間に時が過ぎていったのだった。

２０１８年10月１日に、こころとからだを旅するＷＥＢマガジン「Hōʻailona」は生まれた。このサイトの種が芽吹いたのは、間違いなくあのモロカイの大地。あれから丸一年が過ぎ、久しぶりに、あの素晴らしい夕陽のショーを見たいなあと思っている。

ひとりの医師が語ること　稲葉俊郎さんの言葉を読んで

書店で目にした真っ赤な表紙。タイトルは『いのちを呼びさますもの』（アノニマ・スタジオ）。著者の名前に見覚えがあった。手に取ってページをめくると、「ああ、あのときの！」と合点がいった。とあるWEBサイトのインタビュー記事を見つけて読みふけったのは2016年の梅雨の時季だった。はっきりと覚えている。その記事をフラのイベント会場で、Tさんと読んだ。

「こういう考え方のお医者さんがいるって、未来は明るいね」

わたしとTさんはそう言い合った。〝こういうお医者さん〟とは、稲葉俊郎《いなばとしろう》さんという、東京大学医学部付属病院の医師（当時）。そのインタビュー記事のなかで稲葉さんは、西洋医学の「病を敵と限定して、それと戦うことを目的にする医療」の限界をやんわりと語っていた。

その美しい装丁の本を、わたしは嬉々として手に入れ、さっそく読み始めればそこには、考えてはいたけれどなかなか言葉にできなかったことが、論理的に明快な言葉で、そしてとても穏やかな口調で綴られてあった。「うんうん、そうだよね」と読みながらひとりうなずいた。

日本を含む東洋のこころとからだの調和に重きを置く、中庸を理想とした健康観を引き合いに出しながら、日本独自の医療の考え方の根っこには、祭祀やそこで行われる芸能や加持祈祷などの自然、森羅万象と共生してきた営みがあり、また、古くから伝わってきた華道や茶道、武道などの「道」にこそ、こころとからだの調和を保つ知恵が詰まっていると、稲葉さんは考察している。ゆえに西洋医学に基づいた治療をすべてとせずに、民間療法や伝統医療などを含めた医療の枠を広げることこそ大事であり、それが、自分の役目だと書かれてあった。医療は病気に対する知恵。それは同時に人間のこころとからだの知恵である、と。

こころはからだ、からだはこころ。お互いはじつはとてもシンプルに繋がっているのだ。「健康」という言葉を仮に「調和」と置き換えるならば、日々の生活のなかで否が応でも乱れてしまうそれを整えられるのは、他のだれでもない自分自身、自分のこころとからだである。稲葉さんは言う。「そうした調和を取り戻すプロセスこそ、『いのち』が生きているプロセスそのもの」と。そして、そういった観念的なことにこそ人が生きるうえでの原理・原則が詰まっているとし、それを〝医療の本質〟として、西洋医学を志す人に学んでほしい、学ぶ機会が必要であると暗に語る。医術を尽くして人の命を救う仕事、医療現場で働く方だからこそ書ける文章は、多くの人を励ますはずだと感じた。

本を読みながら数年前を思い返していた。父の病がわかった後、標準医療で治療をしている最中、なにか補完できる代替療法を探そうとすると、少し後ろめたい気持ちになるのはなぜだろうと考えたことがあった。民間療法や食養生など有効な手立てはなんだって試したい。そう思うことはなんら不自然ではないし、むしろからだに向き合う姿勢としてまっとうなものだろうに……。

いまになってみて気づくのは、そこにはふたつの理由があるということだ。ひとつは医師の西洋医学以外の知識への無関心（医師は本当にたくさんの患者を抱えているだろうだから、己の医療をまっとうするだけで精一杯に違いない）。もうひとつは、患者側の、標準から外れることの恐怖心と情報精査の不確かさ（専門外を承知で手探りで集めた情報の海のなかで、どれだけ冷静な判断ができるか、答えがないがゆえに不安が募る）。

こんなことがあった。ある日、父が食事療法の本を買ってきた。でも、これを作ってほしいという要望はいっさいなかったそうだ。が、母は母でいろいろと慮り、考え、決めたのだろう。ある日実家に帰ると、あれこれと手を尽くし工夫されたメニューが食卓に並んでいた。もともと料理上手ではあるが、ただひたすらおいしいものを作る料理と、こういった類の料理は根本からして別物だ。目的を違えても、制限があるなかで最大限の腕前を見せる母にただ感服した。「すごいね」と感心していると、母からは「これが正しいかはわからないけどね」と、大変冷静な答えが返ってきた。そして、「一応先生にも、食事療法もやってみると伝えたんだけど、『ふうん』て言っただけだったわ。たしかにだれにも正解はわからないわよね」と言って、小さく笑った。

ただ、なにをやって、なにをやらないかの選択があるだけ。そしてそれを決めるのは自分次第。これはなかなかに簡単じゃない。結局は、わたしたちはどこかで期待をしているのかもしれない。だれかに自分の選択に太鼓判を押してほしいと願っている。だから普通の道と少し外れたことをすることに慎重になる。そこに、命がかかっていればなおさらだ。


「患者さんが1人で自分に合った医療を見つけていくのはいばらの道」

件の稲葉さんのWEBインタビュー記事の最後にこう書いてあった。この言葉が医師の口から語られることで、いま、病に向き合っている人、それを見守る側に立つ人、かつてそんな経験をした人たちがまるごと救われたと思った。そして、この〝いばらの道〟を少しでも改善するためにも、「代替療法コーディネーター」のような存在が必要と書かれてあって、なるほどなあと二度うなずいた。西洋医学とその他の医療という二択ではなく、西洋医学も含めたうえで、さらに多様な選択肢のなかから、あたりまえに医療や療法の組み合わせができる時代になったらいい。なってほしいと思う。

海とのりちゃん　源田永子さんのこと

海の上でプカプカ浮いている。うつ伏せになってボードに片耳を付けてじっとしていると、タプンタプンという音が波の振動と一緒に響いてくる。太陽が沈み始め、空が緋色から濃いオレンジ色に、そこに薄墨色が混ざって刻一刻と変わっていく。Magic Hourとはまさにこのこと！　その移り変わりを水平線と同じ目線でぼんやりと眺めていると、からだの力が気持ちよく抜けていく。ボードに預けたからだが波に合わせて揺れていた。やがて、パチンッと電気を消すようにあたりが紺碧色に変わる瞬間がわかった。日没。

水平線が視界から消えてなくなる。ただ、波の揺らぎだけは途切れることなく伝わってきていた。タプンタプン。ボードの上にはまだろくに立てないけれど、この気持ちよさを知ることができただけでしあわせ。己に浸っていると、「おーい！」と、浜辺から人影が手招きしている。危ない危ない、もうすぐ真っ暗闇。我に返って急いで浜へ引き返す。呼んでいるのはのりちゃん。海へ誘ってくれた友達、そして彼女もまたセラピストだ。

千葉のいすみ市に、のりちゃんこと源《げん》田《だ》永《のり》子《こ》さんは暮らしている。「ZOYA HOLISTIC（ゾーヤ ホリスティック）」という名前で、自宅（兼サロン）と東京のサロンを行き来しながら、ＭＳＩ（モーピン・メソッド・オブ・ストラクチュアルインテグレーション）というボディセッションを主軸に、クラニオセイクラルセラピー、ヒプノセラピーなどのメソッドも組み合わせた施術を行っている。

わたしが初めてのりちゃんに会ったのは２０１６年。そのときの第一印象はムーミン谷のミー。あたまのてっぺんにきゅっと結ったお団子が似合っていた。その後、初対面から時間が経って、翌年の夏に女友達６人で旅する機会があり、じっくりとしゃべってみたらだんだんスナフキンに見えてきたのを覚えている。静かな声で口数はあまり多くない。みんながわいわい話している横でときどきニヒルな笑いを浮かべている。いつも状況を俯瞰していて、さりげない気遣いにやさしい人だなと思った。

その短い旅から戻って来てまもなく、わたしはのりちゃんのセッションを申し込んだ。そのときは、自分のからだとこころに改善したいところがあるというよりも、彼女自身に興味があったのだと思う。なにより、ヒプノセラピーをやっていると聞いて、ついにタイミングが来たか、と思ったのだ。「ついに」というのも変な言い方に聞こえるかもしれないが、それにはちゃんと理由がある。ヒプノとはつまり催眠という意味で、ヒプノセラピー（催眠療法）は、他のボディセッションとは違う捉え方をしていたから。このメソッド自体は、行動科学の一分野として研究されて、心理療法として古くから認知されているものだけれど、やっぱり、見知らぬ人に催眠状態に誘導されるのはちょっと抵抗があるというもの。やっとこの人なら、という相手に出会えたと思った。

ヒプノセラピーでは、リラックスした状態で潜在意識に働きかけることで、幼いころの忘れていた記憶が蘇ったり、逆にまだ見ぬ未来のイメージが浮かんでくることもある。あるいは、いま生きている世界ではなく、どこか別の土地、時代、あったことのない人物が暮らしている様子が浮かんでくることもある。言葉を代えれば、それを退行催眠、前世療法ともいったりするが、その半分眠っているような、でも会話はできるというリラックス状態に身を置くことで、ふだんの思考では導き出せない気づき（思考や行動のクセの理由に気づいたりする）が生まれるというセラピーを、この身で一度経験してみたかったのだ。

好奇心の結果は……、わたしのあたまのなかに、外国人のおじいさんが現れた。彼は、石造りの教会のような建物の地下、たくさんの植物が入った瓶に囲まれた部屋で薬のようものを作っていた。その作ったものを街から来た人に渡していた。あとは日がな庭の手入れ。この一連の夢のような、単なる妄想のような、でもはっきりとした映像を見るという経験は生まれて初めてのこと。この老成しきったおじいさんが前世のわたしだったかはわからないが、半分は眠っているような、もう半分は覚醒しているような浮遊感がここちよく、起こされたとき、ほんの30分ほどしか経っていないと感じていたのに、あっというまに1時間以上が経過していたことに驚いた。

なにより施術のなかで印象的だったのは、セッションの冒頭、ベッドに仰向けに寝たわたしのあたまをのりちゃんの両手が包み込んだときのこと。本当にそっと触られているだけなのに、からだがみるみる弛緩していくのを感じていた。ゆらーりゆらーりとあやされているような感覚。実際は揺れてなどいないのだけれど、波間に漂うような感じ。これが、クラニオセイクラルセラピー（頭蓋仙骨療法）というものだったと知るのは、もう少し後になってからのことだ。

その後、のりちゃんの誘いで、30代で挫折したサーフィンをもう一度始めた。〝大人の合宿〟よろしく、泊まりがけでいすみの海に通うようになって、二年が経った。わたしとのりちゃんはこのさなか、とにかく夜な夜なおしゃべりを重ねてきた。くだらないこともまじめなことも話題は尽きないけれど、話の流れはいつも自然とお互いが興味がある、からだとこころのことに繋がっていく。たとえば、「意識をして立つ」ことをするようになったのは、この〝合宿〟が始まってからのことだ。それまでは、自分の軸がどこにあり、重心をどこに置いてからだを動かしているかなど意識することはほとんどなかった。が、「まっすぐ（と思う重心で）立って真下に視線を落としたときに足首が見えないと、それは本来のポジションからずれているよ」と教えられ、試してみたら、足指の先端しか見えずに衝撃を受けた。PCやスマホの画面を見る時間が長いと、自ずと肩が内側に入り、首が前に傾いていく。知らない間に前傾軸になっている人が多いのだと聞いて、それから自分自身の姿勢について気をつけるようになった。周囲の人を興味深く観察するようにもなった。

彼女が主軸にしているMSIメソッドは、まさにこのからだの姿勢＝ポジションを整えていくものなのだ。骨格がありその周りには筋膜という薄い膜に覆われた筋肉があり、その筋肉と骨は強靭な腱で結合している。本来ならばこれらが三位一体となってしなやかにからだを動かすことができるはずだが、長年重力に耐えながら生活をしているうちに、あるいは習慣的な姿勢を続けるうちに、はたまた考え方や思考のクセから、姿勢が変わり、だんだんとバランスが崩れ、ほとんどの人はからだのフォルムが変わってしまっている。知らない間に付いてしまったそんなからだのクセを、一年間をかけて、計12回のセッションで本来いちばんここちよいはずの場所へ、手技だけで誘導していく。

「骨はね、筋肉と一緒に旅をしているようなものなんだよ」

わたしの背中を触りながら、のりちゃんが教えてくれた。たとえば肩甲骨はからだのなかでかなり大きな骨だけれど、鎖骨と上腕骨の一部としか腱で接合していない。よく天使の羽などといわれるように、まさにからだのなかでぷかりと浮いている存在だ。「ももちゃんの肩甲骨はとにかくガチッと固定されて動き辛そう。しかも鎖骨と一緒に位置が上がっている。それは筋肉とそれを覆う筋膜が癒着して、そこで固まってしまっているから」と。鎖骨は本来、地面とほぼ平行に横にすっと伸びているものらしい。そう思って鏡を見れば、わたしの両鎖骨は逆ハの字を描いているではないか。いままで、気づきもしなかった。

そうかあ、フラを踊っているといつも肩が上がっていると注意されてきたけれど、肩というのは、肩甲骨の周囲の筋肉に端を発していたのか。これは肩甲骨だけの話ではない。筋肉（筋膜）の運動域を考えながらからだをみていく。その原理からすれば、腕は仙骨、脚は横隔膜から始まっているともいえるのだという。

「筋肉は筋膜にもれなく包まれているから、筋膜との癒着を剥がし、ゆるめてあげることで骨も動きやすくなる。わたしは、筋膜からアプローチして、骨が本来の〝故郷に戻る〟お手伝いをしているという感じかな」とのりちゃんは言い、「でもね」と続ける。「故郷ってさ、必ずしも居心地がいいものじゃないからね。わたしなんて長野県出身なのに海のそばにいる」。そう言ってスナフキンみたいに静かに笑った。そう、クセがすべて悪いわけではない。〃絶対にこうあるべき〃とからだを矯正するような施術がしたいわけではない。ただ、いま、その人のからだとこころになにかしら不都合や不調和、辛いことが起きているならば、からだを変えていくことで、それが緩和されていくのは明らかということ。

ある男性のクライアントの話を聞かせてくれた。

「いつもすごく忙しく仕事をしている人なんだけれど、あるときサロンにおみやげを持って来てくれたの。そしてうれしそうに言うんだよ。『ぼく、本当の身長は169センチだったんですけど、いつも170センチって言ってて（笑）。そしたら、この間の健康診断で、本当に170センチに伸びてました！』って」

本当は身長が伸びたのではなくて姿勢が変わったということだ。でも、事実はどちらでもいい。そんな、ささやかなからだの変化が人をしあわせにしてくれることが大切なのだ。

うつで会社を辞めたいと思っていた人が、12回のセッションを終えるころには自然と体重が落ち、職場復帰をしている話もしてくれた。仕事の内容もハードさも変わっていないはずなのに、からだの変化は、本人のこころさえも前向きにしてくれる。

そうだよね。映画でも小説でも、都会で傷ついた主人公が実家（故郷）に帰って人生を再スタートさせる物語は王道だ。骨と筋肉の旅はなんと奥が深いのだろう……。

冗談を言い合いながら、のりちゃんは少し真剣な顔になる。

「わたしは、施術を中国式整体から始めて、12年間、整体師としてやってきた。でも、せっかく治っても同じところをまた痛める人が何人もいたの。それで、からだだけではなくてこころの問題もケアする必要があるんだと気づいて、ヒプノセラピーを学び始めたの」

ところが、実際にヒプノセラピーを学んでいくなかで気づいたこと。それは「やっぱりわたしは手でクライアントに触れるボディーワークが好きなんだ」ということだった。その後、のりちゃんは心理的要素を大切にしているアメリカ発祥のポラリティセラピーを勉強し始めた。クラニオセイクラルセラピーは、そのポラリティを学んでいくなかで知ったという。

学び始めて気づいたのは、ポラリティセラピーはからだに触れるボディワークであると同時に、からだの様子を通して内面のゆらぎをみつめるセラピーだったということだ。そこで彼女は、からだを治そうとするのではなく、〝からだと会話をする〟ことを知ったという。そうして、仕事の肩書きを整体師からセラピストへと変えた。

こころはからだに表れ、からだがこころに影響を与える。互いは切り離せない。こころの存在を意識しながらからだに触れていくことで、からだの変化が結果としてこころを変えうる。そんな相互関係は、クライアントと施術者のバランスにも通じるものがある。

「MSIをはじめ、ポラリティでもヒプノでも、あらゆるメソッドに共通する部分に、〝ラポール〟という考え方があって。臨床心理用語なんだけど、お互いの信頼関係を表す言葉。近すぎず、遠からず、気がつかれないように、でも離れすぎずにそばにいる。そういう施術をこころがけていきたい」

たしかに、MSIメソッドの興味深いところは、クライアントがただ横たわり、されるがまま受動的でいられないところだ。セラピストが手圧をかけるタイミングに合わせて、こちらも足首を前後させたり、腰を浮かせたり、さまざまな動きを促される。それが、MSIがただのセラピーではなくボディワークといわれる所以でもある。

「まさにラポールにもとづく〝セッション〟なんだよね。相互に関係し合いながら整えていく。そして筋肉（筋膜）にアプローチをするんだけれど、クライアントさんにも、筋肉だけに頼らずに、からだを動かすことを一から学んでもらうのです」と、のりちゃんが先生ぽく解説してくれた。

まるで楽器を一緒に演奏するようにからだに共鳴をかけていくということか。

「そう、ＭＳＩはとてもロジカルなメソッドなんだけれど、それと同時にとてもポエティック」

そのバランスがこのメソッドに信頼を置いている理由でもあると彼女は言う。

「ももちゃんが受けてくれたヒプノセラピーの最初にやったクラニオセイクラル覚えている？　あれもまさにポエティックな世界だよ」

あたまを包まれ、波間に漂うような、なんともいえない気持ちのよい感覚はしっかりと覚えている。そうしてはっとした。まさに、サーフボードの上でゆらゆらとたゆたう感じと一緒だった！

クラニオは頭蓋骨、セイクラルは仙骨。脳と背骨に沿って仙骨まで通る脊髄は、硬膜というもので覆われていて、そのなかは脊髄液で満たされている。そして脊髄液の成分は海水にかぎりなく近いといわれている。からだのなかの液体の流れ（エネルギー）には波長があり、それを整えるセラピーがクラニオセイクラル。あの、頭蓋骨を包まれながらゆらーりゆらーりとあやされている感覚は、からだのなかの海水のゆらぎだったのだ。

「人間のからだの70％は水分なんだよ」のりちゃんがにやりとする。

「あたまを触っていると、その人のタイド（潮汐《ちょうせき》）を感じられる。寄せては返す、待つ、行く、流れを知る、待つ、行く……ほら、サーフィンと一緒」

そうかあ、人間はからだのなかにひとりひとり海原を持っているのだ。

いつか、のりちゃんが言っていた。海のそばにいる、海に入っていることは、この仕事をするうえですごく重要だと。そして、サーフィンをほんとに始めるか躊躇していたわたしに、「海に入っているだけでいろんなことが整うよ」、と背中を押してくれたことを思い出した。のりちゃんにとって海の存在、海という自然との関係もまた、ラポールなのだとわかった。

さて。いまわたしは真剣に考えています。固まった肩甲骨、内側に入り込み、きゅっと縮まった股関節。書く仕事の宿命のようなからだを、故郷に戻していくタイミングを。試しに、のりちゃんに尋ねてみれば、こんな返事が返ってきた。

「お見立てするかぎり、まだまだボディの伸びしろはございます。でも、まずは海においで〜」

東京グラウディング

初夏のころだったと思う。学生時代から馴染みのある街に久しぶりに降り立った。友人が「とても小さな空間だけれど、素敵な店があるから行ってみない？」と誘ってくれて、東京・下北沢にある「mahina pharmacy（マヒナ ファーマシー）」を初めて訪れた。このころ、ちょうどＷＥＢサイトを立ち上げることを決めたばかりで、自然療法を実践する人やさまざまなメソッドを持つセラピストなど、とにかくからだやこころに関わることを仕事にしている方々に、率先して会いにいくことをしていた時期だった。そしてわたしを誘ってくれた友人もまた植物療法を学んでいるひとりで、自宅をアトリエにして、精油の力を取り入れながら、熱を加えずに作る（コールドプレス）ナチュラルソープを作っている。

その店は喧騒から一本入った路にあった。おそらく80年代に建てられたかわいらしい文化住宅。1階の前面がガラス張りになっていて、その窓越しに、アロマオイルやフラワーエッセンスの小瓶が並んでいるのが見える。カラカラと引き戸を開けてなかに入ると、奥から小柄な女性が現れた。

店主は中山晶子《なかやまあきこ》さんといって、ハワイの伝統療術であるロミロミのセラピストでもあるという。わたしは、まずもってその人の透明感に釘付けになった。場所の空気感は、そこにいる人によって作られるといつも思うけれど、mahina pharmacyもまた、色をまとわない透明な光に溢れた空間だった。たしかに小さなお店だけれど、窮屈さはいっさいなくて、むしろ広々と感じる。

さっそくお互いの自己紹介をし合う。するとびっくりする事実が判明した。もうひとりの同行者、友人ののりちゃん（P169）と晶子さんが、20年来の知り合いだったのだ。とはいえ再会は10数年ぶり。当時はふたりともいまとはまったく違う職業、のりちゃんはスタイリストで、晶子さんはレコード会社のPRだったそうで、会わなくなって知らない間にお互い転職。しかも、偶然にも同じセラピストとしての道を選び、それぞれ鍛錬を重ねてきたのだった。

縁というのは途切れたと思っても、再び結ばれることがあるものなんだ。ああ、人生っておもしろいねえ。女4人できゃっきゃっと盛り上がり、その日はあっという間に日が暮れた。

わたしは、以前から気になっていた、ハワイ島に自生する植物から作られるフラワーエッセンスを1種類選んでもらい、買って帰った。


そんな出会いから3週間後、ロミロミのセッションを受けるために晶子さんのもとを再訪した。初めて会ったときにピンっときた。この人の施術を受けてみたい。そう思ってすぐに予約を入れていたのだ。

ロミロミは、一般的に浸透しているイメージでは、〝ハワイ生まれのリラクゼーションマッサージ〟といったところ。でも本来のロミロミは、単なるマッサージの技術ではなく、ハワイに古来から伝わる、からだ・こころ・魂（マナ／Mana）に働きかける概念（世界観）だ。施術は、伝統的療術、ヒーリングセラピーとも言い換えることができる。現在のロミロミのアプローチは、主にからだへのマッサージだけれど、古来ハワイアンの施術者は、師範（クム／Kumu）からハワイアン・ハーブの知識や祈り（プレ／Pule）など、人を癒すためのあらゆる知識を受け継ぎ、身につけていたという。晶子さんは、ハワイ島とオアフ島のネイティブのクムから教えを受け、2003年から東京でロミロミを行っている。

セッションルームのテーブルに向かい合って座り、近況などを話す。いまのからだの状態などを聞いてもらいながら、ロミロミに使うアロマオイルを決めてゆくのだが、そのやり方がおもしろかった。目をつぶって香りを嗅ぐのだ。晶子さんが目の前に小瓶を差し出し、「吸って〜吐いて〜」と深呼吸をうながす。3回それを繰り返し、その香りの印象をわたしが言葉にして晶子さんへ伝えてゆく。それは難しいことではなく、「好きか嫌いか」「気になるかならないか」だけでもよく、あるいは、「安心する」「力が抜ける感じ」「嫌いではないけれどきつく感じる」「呼吸が深くなる」等々、思いのままに答えればいい。15種以上、ときには2度3度繰り返し同じ匂いを嗅いだかもしれない。そうして目を開けると、目の前に4種類ほどのアロマオイルが並べてあった。さらに、バッチフラワーレメディ（P115）と、ハワイ島のフラーワーエッセンスを自分の直感をもとに、相談しながらピックアップする。これらすべてを、ベースオイルに希釈して施術に使うとのことだった。

その後、足湯をして揉みほぐしてもらってから、全裸でベッドにうつ伏せの状態で横たわる。ふかふかのタオルの感触を直接肌に感じながら、そのとき気づいた。一糸まとわぬ姿でセッションを受けるのは初めての経験。なんともこころもとなく、同時にどうにでもしてくださいと肝が据わる妙な感じ。すると晶子さんの手がそっと背中に置かれて、なにかをたしかめるように、背中、肩、脚と圧をかけながら揺さぶられる。どんどん余計な緊張が解けて、からだがベッドに沈んでいくのがわかった。動きが止まる。しばらくして彼女が深呼吸する気配を感じた。

次の瞬間、耳に入ってきたのはハワイ語。それはオリ（Oli）だった。オリとは、創世神話に登場する神や森羅万象に捧げる祝詞のようなもので、ハワイには各島さまざまなものが存在する。フラを踊る前や教室への入室などにもこのオリを詠唱する。大切であったり神聖な行為をする前には欠かせないものだ。後から聞けば、晶子さんが唱えていたのは、ラカ（Laka）に捧げるオリ。ラカといえばフラの女神といわれているけれど、同時に植物の神でもある。植物オイルやフラワーエッセンスを使って、自然のエネルギーと繋がりロミロミをしていくために、晶子さんはラカのオリを毎回唱えているのだという。

オリの後の記憶はまばらだ。カウンセリングで選んだオイルの香りを感じながら、指先なのか、手のひらなのか、腕なのか、どこを使っているかはわたしからは見えないけれど、ピンポイントというよりかは、面でからだを揉みほぐされていくような感覚。触られる場所によっては、「あっ、痛いかな？」と一瞬身構えても、表層ではなくからだの深い部分にぐーっとエネルギーが入ってくるので、どちらかというとジーンと響く感じがする。その度に、自分のからだの流れを堰き止めていたものが、ゆっくりと解けていくような感覚があった。

すっかり力が抜けて、しあわせな気持ちで歩く帰り道。両足がしっかりと大地を踏みしめている感覚があった。日々せわしなく慌てて移動しているときは、あたまばかりに気がいってしまって、歩き方など意識していない。だから、思わぬところでつまずいたりしていた。それがいまはどうだろう。どっしりとして、「わたしは、いま、ここにいます」と両足が言っているようだ。ふと、晶子さんが「ロミロミは〝グラウディング〟の施術」と言っていたのを思い出す。

「ロミロミは施術する側も、全身運動なんですよ。足の裏をしっかり着けて腰を落として膝を柔軟に使って、すり足で体重移動をかけながら、肘から指先まですべてを使う。そうして、クライアントのからだに深い振動を起こしていくんです」

足の裏をしっかり大地に着けて、腰を落として、膝を柔軟に使って……。どこかで聞いたことがあると思ったら、フラの先生も同じことを言っていたなあ。グラウディング＝大地と繋がることは、自然とともに生きること。それこそがハワイアンの真髄、すこやかなるからだとこころの根幹なのだとようやく理解できた気がした。

自然界から知恵をもらう　中山晶子さんのこと

初めて晶子さんのロミロミを受けた翌日。わたしはベッドから起き上がることができなかった。体調が悪いわけではない。揉み返しのような痛みがあるのでもない。なんと表現するのが適切か。たとえば、「洞窟のなかで、ただひたすらにじっとして、力を温存させている野生動物」のような気持ちとでもいいますか。幸運にもその日は仕事がなかったので、思うままにじっとしていた。そうすることしかできなかったと言ってもよい。ただ、呼吸が深くなって、なにかが〝抜けた〟感じだけはあった。翌々日。目覚ましをかけずに早く起きた。爽快、軽やか！　なんだろうこれは……と思いつつ数日を過ごした。それから、晶子さんのセッションを受ける日の翌日は、なにも予定を入れないことにした。

家が近いこともあり、ちょくちょく「mahina pharmacy」へ通うようになってしばらく経ったある日、晶子さんに「なんともパワフルな初めてのロミロミ体験」の話をした。そして、他のお客様はどうなんだろうと試しに聞いてみた。そうしたら、「なんかね〜、そんなようなこと、よく言われますよ〜」と彼女はおちゃめな笑いを浮かべた。やっぱり！　すると「うちに来る女性って、すごくハードワークの方が多いんです。ザ・東京の女性」と。都会でがんばっている、社会に根を下ろして働いている女性は、自分のからだを思いやる意識がとても高い。それは素晴らしいことだけれど、その分、感度が高く神経がとぎすまされていることもあって、つまりは同時に、からだの疲労感も人一倍抱えている。クライアントに実際に接してゆくなかで、次第に気づいていったと、晶子さんが教えてくれた。そんな理由から、施術の仕方もいままで少しずつ変化させてきたのだという。

「ロミロミって、自然界のバイブレーションを受けて、それをからだへ伝えてゆくワークなんですよね。でも、ここはハワイではなく日本。土地の力も違うし、そもそも、ライフスタイルや気候だって違う。たしかに施術の方法はハワイのものなんですけど、そこにアジア、日本の精神性のようなものを加えないと、日本の女性にきちんと伝わっていかないんじゃないかなあと感じたときがあったんです。思えば、ハワイでロミロミを学んだときも、施術の手技やテクニックよりも、ハワイ古来の精神性や大事にしていることを細かく教えてもらったなあって」

そこで、晶子さんは経絡やツボ、気の流れの仕組み、陰陽五行などの東洋医学・哲学、あるいはインドのアーユルヴェーダなどを、本を読んだり講座に通ったりしながら学んでいったという。

「メンテナンスとして定期的にいらっしゃる方もいるけれど、そうじゃない方は、なにか切り替えたいとき、大事な変化を迎えていたり、それに伴っておしりを叩いてほしいときに来る方が多い気がするんです。本人はというと、潜在的にわかっているけれど、意識的にはどう行動したらいいか、なにを選択したらいいかまだわかっていなかったりする。次の流れに進むときの心身の整えや気合入れを望んでいることを、からだに接していると感じるんです。思えば、そういうときって、友達と延々としゃべりたくなったり、占いに行きたくなったりもするじゃない？」

そんな感じで、ここへいらっしゃるのかもしれない、と晶子さんは言った。

こころが停滞しているときは、からだを調整した方が早く切り替えられる。これは、わたし自身もいままでの経験でひしひしと感じていることだ。そして、表現は微妙に違えど、周囲のセラピストや施術者からも同じようなことを聞く。

そのときのさらなる手助けをしてくれる存在として施術に欠かせないのが、アロマオイルやフラワーエッセンスだと晶子さんは続ける。「人は、だれでもパターンを持っていて、変化のときは、チャレンジする楽しみの反面、自分のなかで不安とか恐れとかが湧き上がってくることもあるでしょう。そんなときに、アロマやエッセンスのエネルギーは、その人の感覚や潜在意識に働きかけて、ブロックを外して、パターンを手放しやすくしてくれる。ロミロミの後押しをしてくれる存在です」。

これは、彼女自身の経験に基づいている。

ロミロミを始めたばかりのころ、とにかく経験が積みたくて、一日に何人ものクライアントを施術していたという晶子さん。しばらく経ったあるとき、急に調子が悪くなり、左半身がカチカチに固まって、思うように動かせなくなってしまった。休養を取っても症状はよくならず、やがて仕事も休まざるをえなくなってしまったという。

「整体や鍼やいろんな治療をしても治らなくて、にっちもさっちもいかなくなって……。あるとき、同僚に電話したんです。そうしたら彼女が電話口で、からだを塩で洗えって。えー！って思いますよね」。晶子さんが笑う。しかし、思いつくことはすべてやり尽くした後。ならば、と、藁にもすがる思いで試してみたところ、ちょっとだけからだが楽になった気がした。

その数日後、書店でたまたま気になる本を見つける。それはネイティブアメリカンの知恵が書かれた本で、開いてみるとそこに、彼らが使っていたメディスンハーブのことが載っていた。数あるハーブのなかで、晶子さんの目に留まったのは「ローズマリー」。そういえば、このころなぜかローズマリーの精油ばかりを選んで自分のからだをマッサージしていたなあ、と思い出した。解説を読むと〝魔を払う〟と書いてあって、はっとした。

「ああ、こういうことってあるんだ」

晶子さんはようやく理解したという。

ロミロミは単なるマッサージではなく、エネルギーの交換なのだ。クライアントを癒すために施術をすればするほど、同時に、自分のなかに滞っていたエネルギーも浮かび上がってくる。人のケアばかりに気を取られ、自分自身のことを対処せず放っておいたら、調子を崩すのはあたりまえだ。

「〝気の流れ〟という言葉がある通り、目に見えないことを理解し肯定していかなければ、ロミロミは続けていけないと思いました。〝生きもの〟はみな、本来そういうものを持って（交換して）いるのだって」

フラワーエッセンスもちょうど同じころから試し始めた。以前ハワイに行ったとき、ハワイ島に自生する植物から作られた「Hawaiian rainforest Naturals（ハワイアン・レインフォレスト・ナチュラルズ）」というエッセンスを手に入れていた。当時は、明確な使い方はわからなかったけれど、なんとなく使うならいまではないかとピンっときて、自分のマッサージに取り入れてみた。

「お腹周りもとても固くて。アーユルヴェーダでも使われる解毒のオイル、ひまし油にフラワーエッセンスを混ぜて、ピコピコの呼吸（ロミロミでいう腹式呼吸）をしながらマッサージを続けてみたんです。そうしたら、その固い筋がゆるむのにしたがって、わけもなく涙が出た。ここ（お腹）をキャッチャーミットの代わりにして、悲しみや緊張、怒りなんかを受け止めていたんでしょうね。フラワーエッセンスは、植物の持つ波動が、その人の感情や記憶と共鳴して癒していくといわれているけれど、ある種の〝浄化〟が起きたのかもしれない」

思えば、ハワイでロミロミを学んでいたときも、いちばん時間を費やしたのは、自分自身についての振り返りの時間だった。教室の仲間で車座になって座り、自分の感情や気になっていることなどをひとりひとりが吐露する。それを聞いている仲間が、吐露された言葉やその人の抱える感情をも受け入れていくというこの作業を、クムは「ホ・オポノポノ（Ho'oponopono）」といった。ロミロミは技術が2割、残り8割は自分の「ホ・オポノポノ」（理解し調和すること）。自分が整っていなければ、自分の魂ときちんと繋がっていなければ、人のからだには触れられない。その教えを、自身のからだの実感を伴ってお腹の底から理解できた。ロミロミを始めて、6年後のことだった。

自分を自分の手で癒す。そのことの大切さ。晶子さんは、ロミロミを通して自身が学んだことを、mahina pharmacyから発信し続けている。日々過ごしていくなかで、ちょこちょこと顔を覗かせる、感情や体調の不調和を、自分自身で解決する知恵を身につけることができれば、少しだけ楽に生きていけるはず。そこに寄り添うのが、自然療法、ハーブやアロマオイルや、フラワーレメディであったらうれしい。そうして、ときどきだれかに回復を手伝ってほしくなったときのために、自分のようなセラピストたちが必要なのだと考えている。

「時代のスピードもめちゃくちゃ早くて、いろんな意味で〝すこやかにいる〟ことが大変なとき。小さな不安や悩みなんかを抱え込んで、うっかりそのままにしてしまうと、どんどん身動きが取れなくなって『いま』にいられなくなってしまうと思うんです。だからこそ早めに対処する。いま、自分がやりたいこと、いま、向き合いたいこと、いますぐ行動にすっと入っていけるように。そこに寄り添ってくれるのが自然であり、植物。自然界は、こちらが信頼して仲よくやってみようと決めたら、ちゃんと応えてくれるんですよね」

なぜなら、わたしたちは大きな自然界のうねりの一部として生きているのだから。

源田永子さん

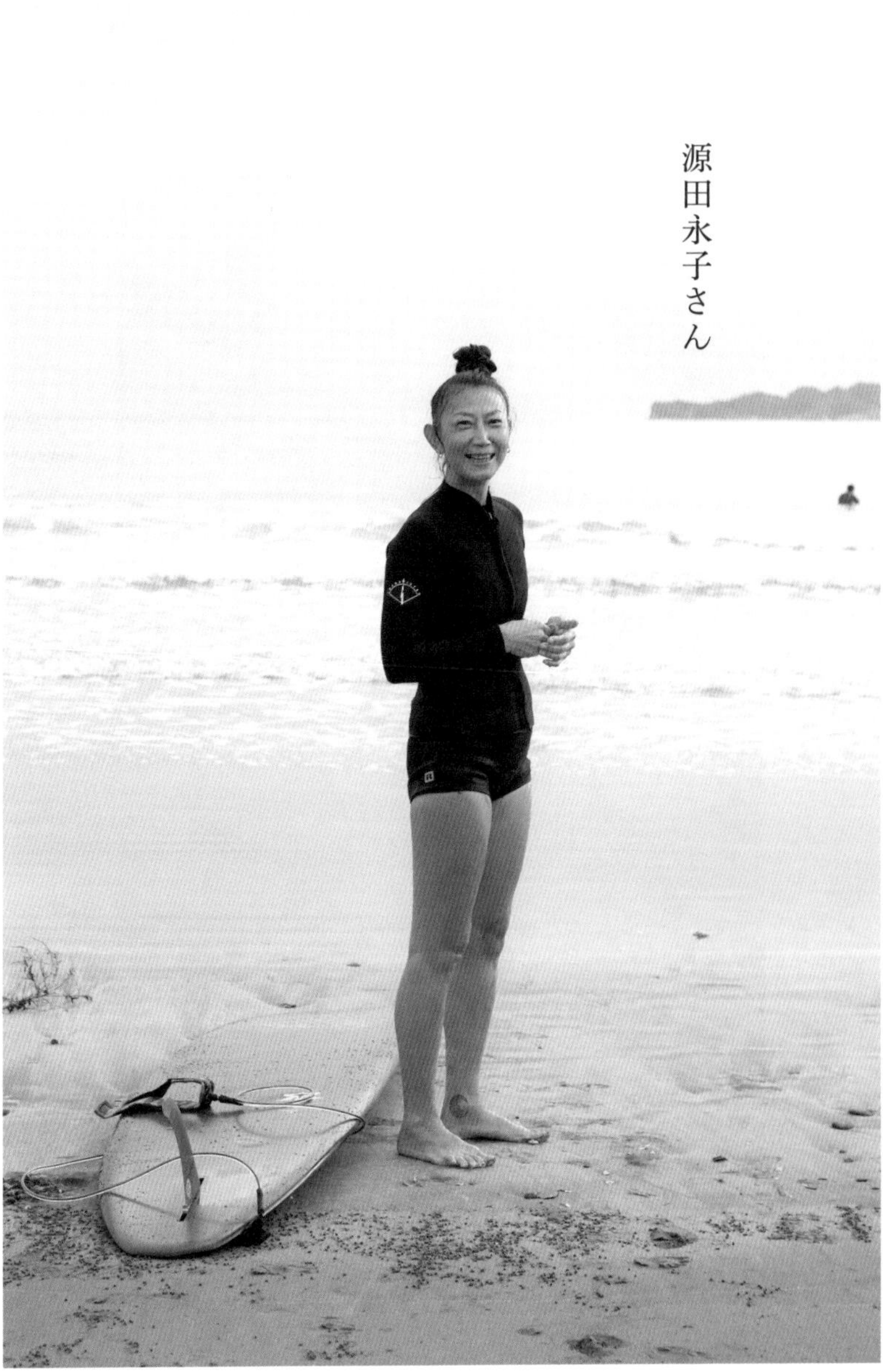

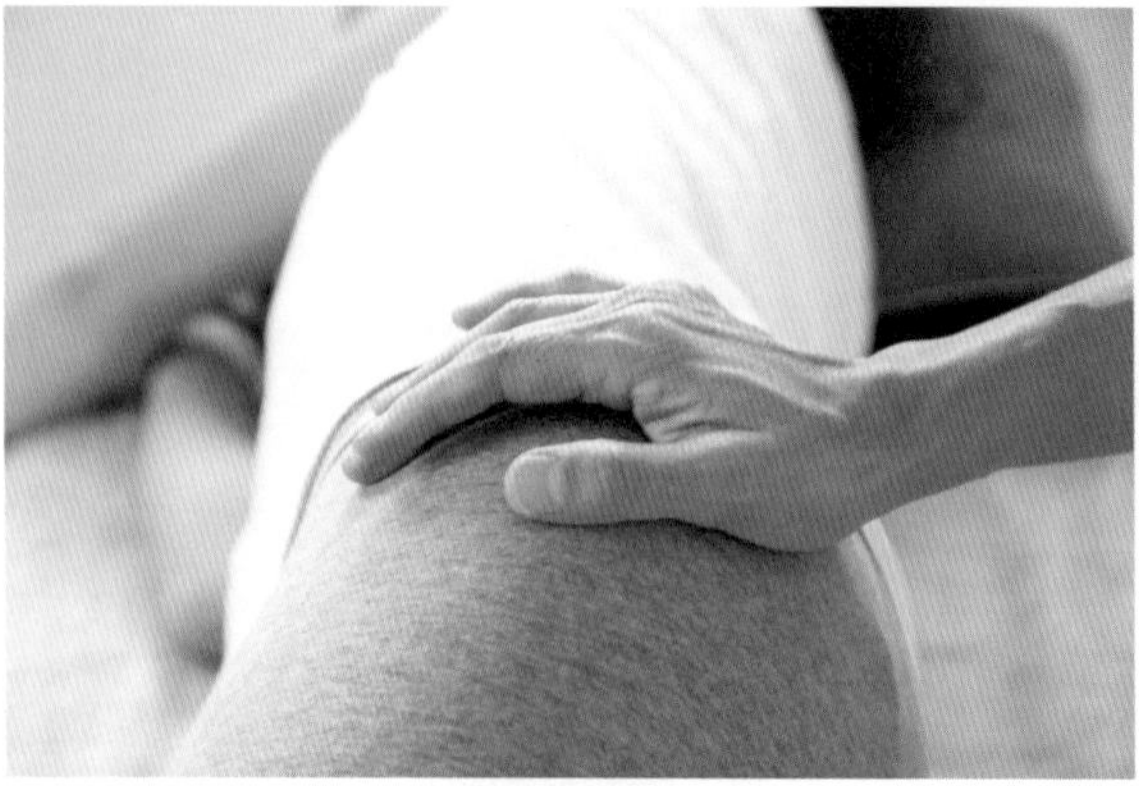

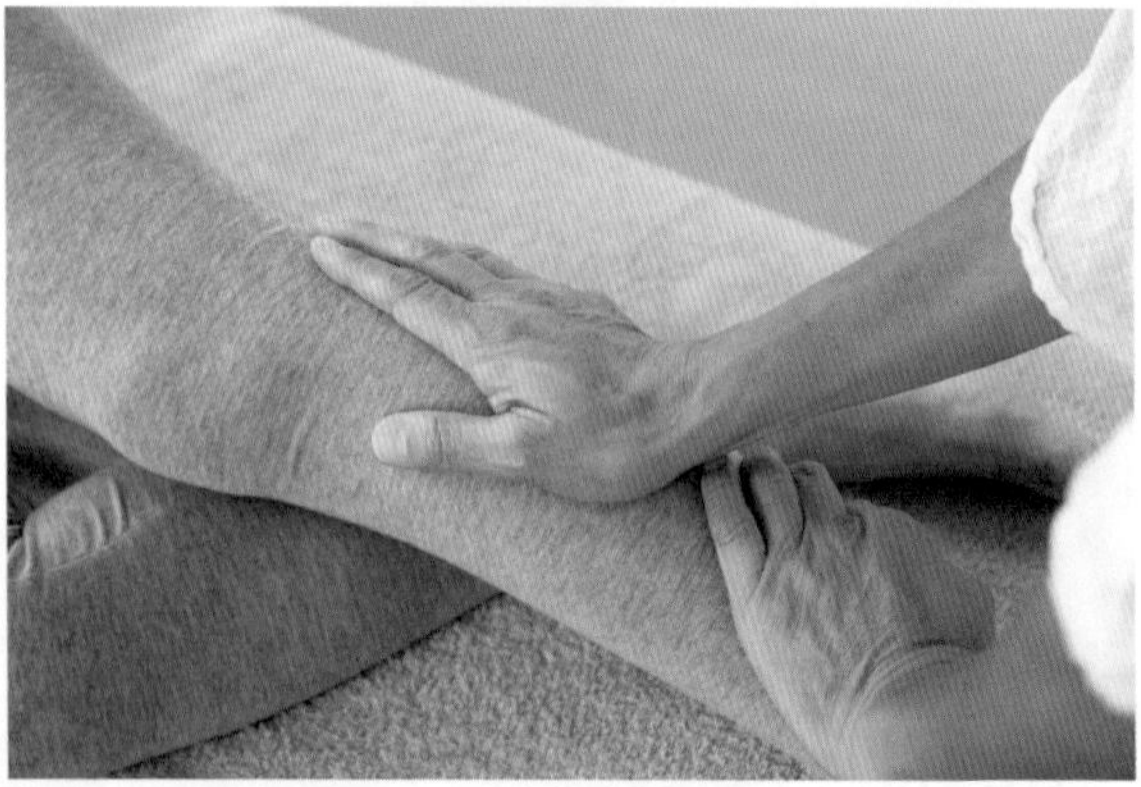

手を添えながらクライアントにも動きを促す。彼女が施術を“セッション”と呼ぶ所以だ。力強く、ときに謙虚に。その手指が、からだの奥深くに届き響くのを、目を閉じながら感じてみる。

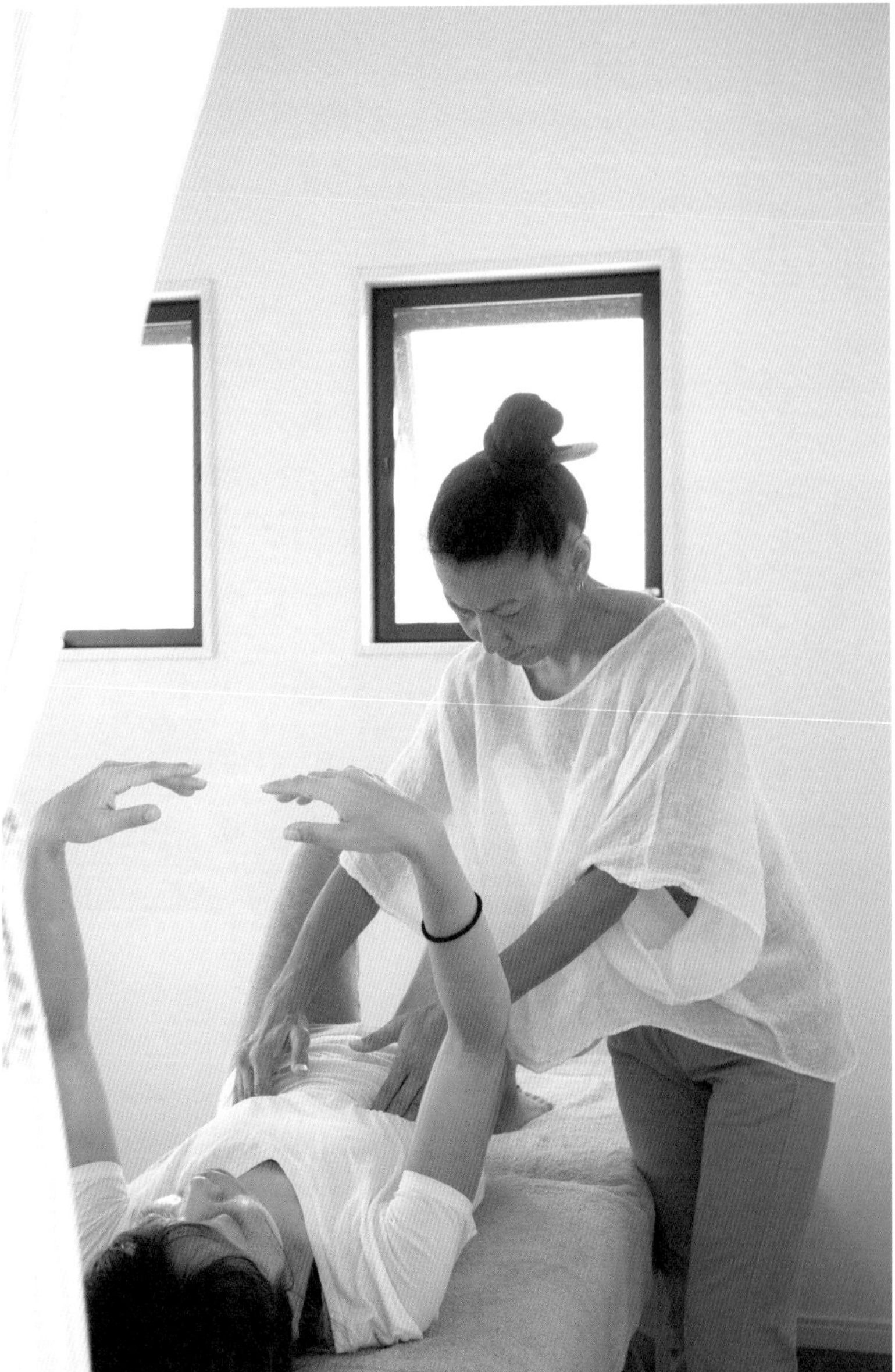

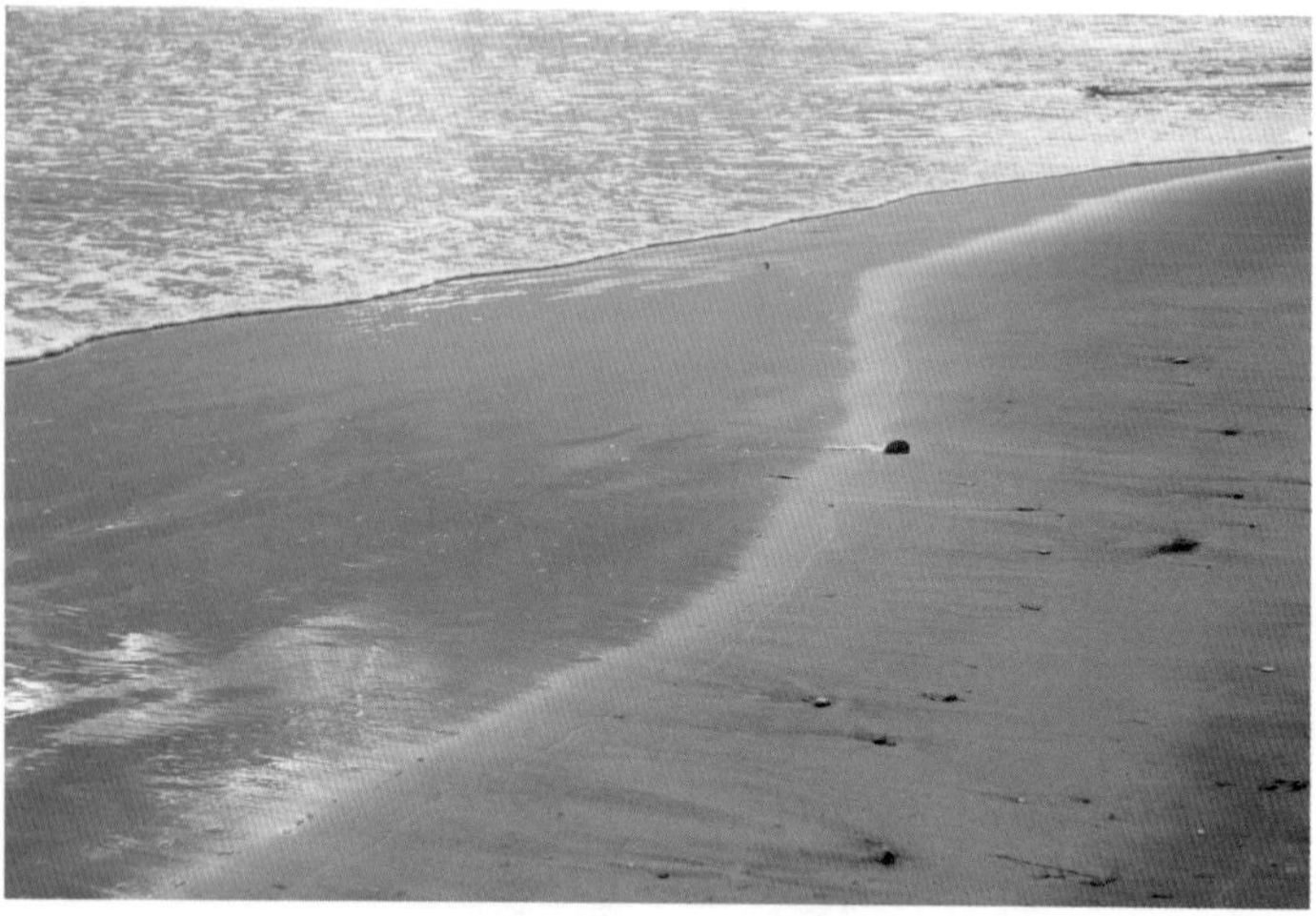

中山晶子さん

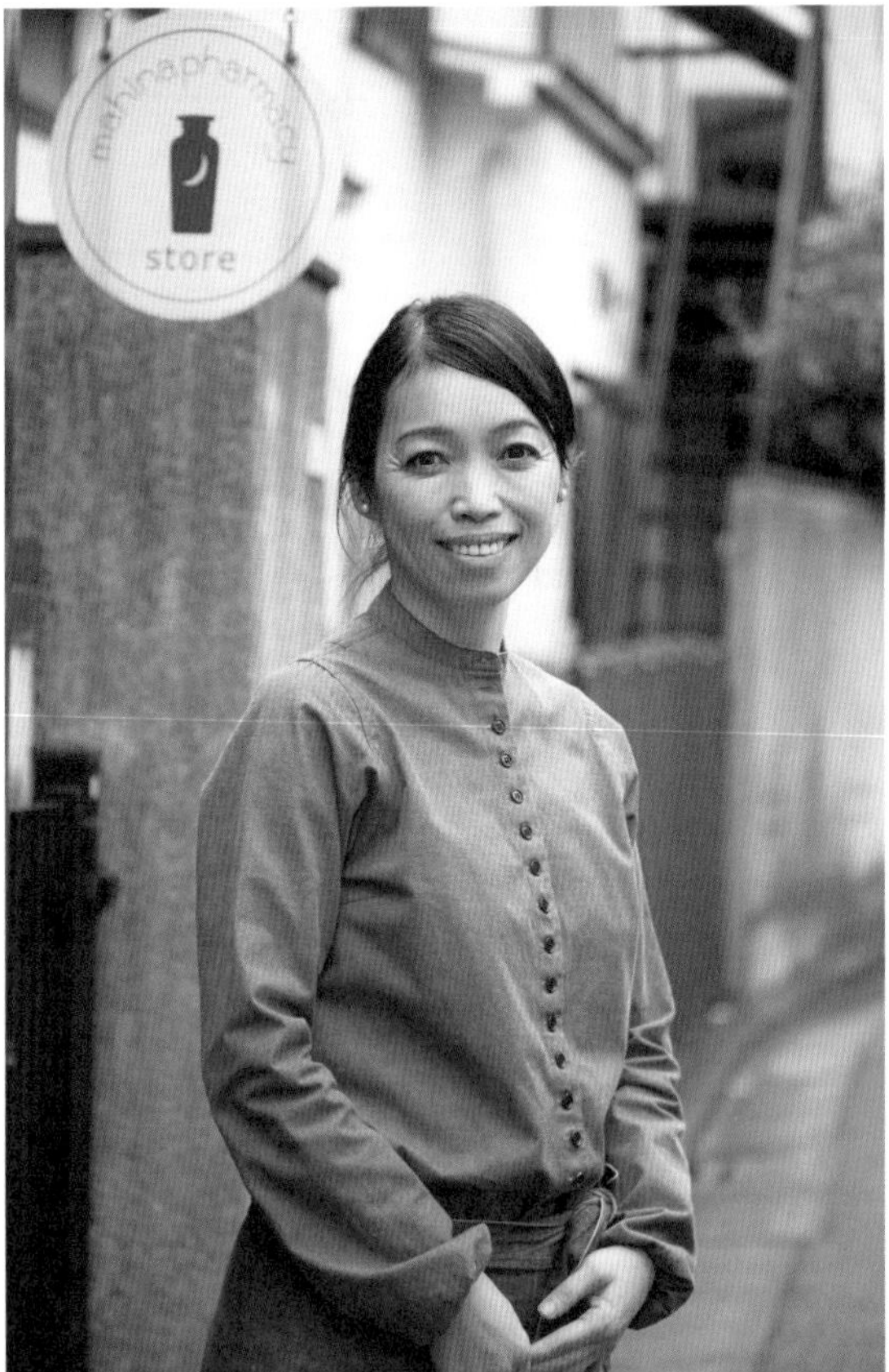

晶子さんがゆっくりと息を吸って吐く。そのリズムに自ずと自分の呼吸も合っていく。ロミロミはエネルギーの交換。互いのバイブレーションを感じつつ、からだを彼女の手にゆだねる。

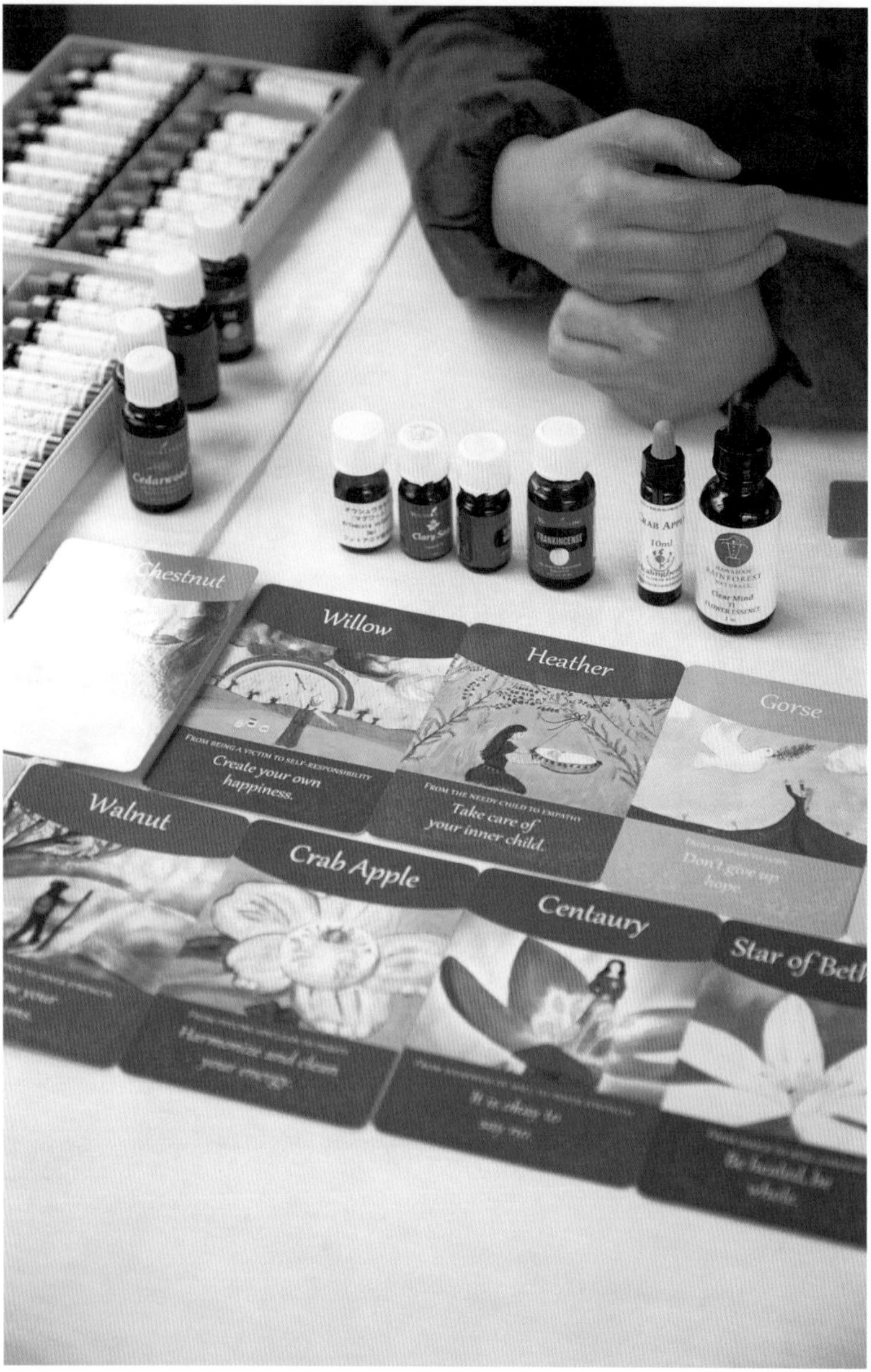

Willow
From being a victim to self-responsibility
Create your own happiness.
Heather
From the needy child to empathy
Take care of your inner child.
Gorse
Walnut
Crab Apple
Centaury
Frankincense
10ml
Clear Mind
Flower Essence

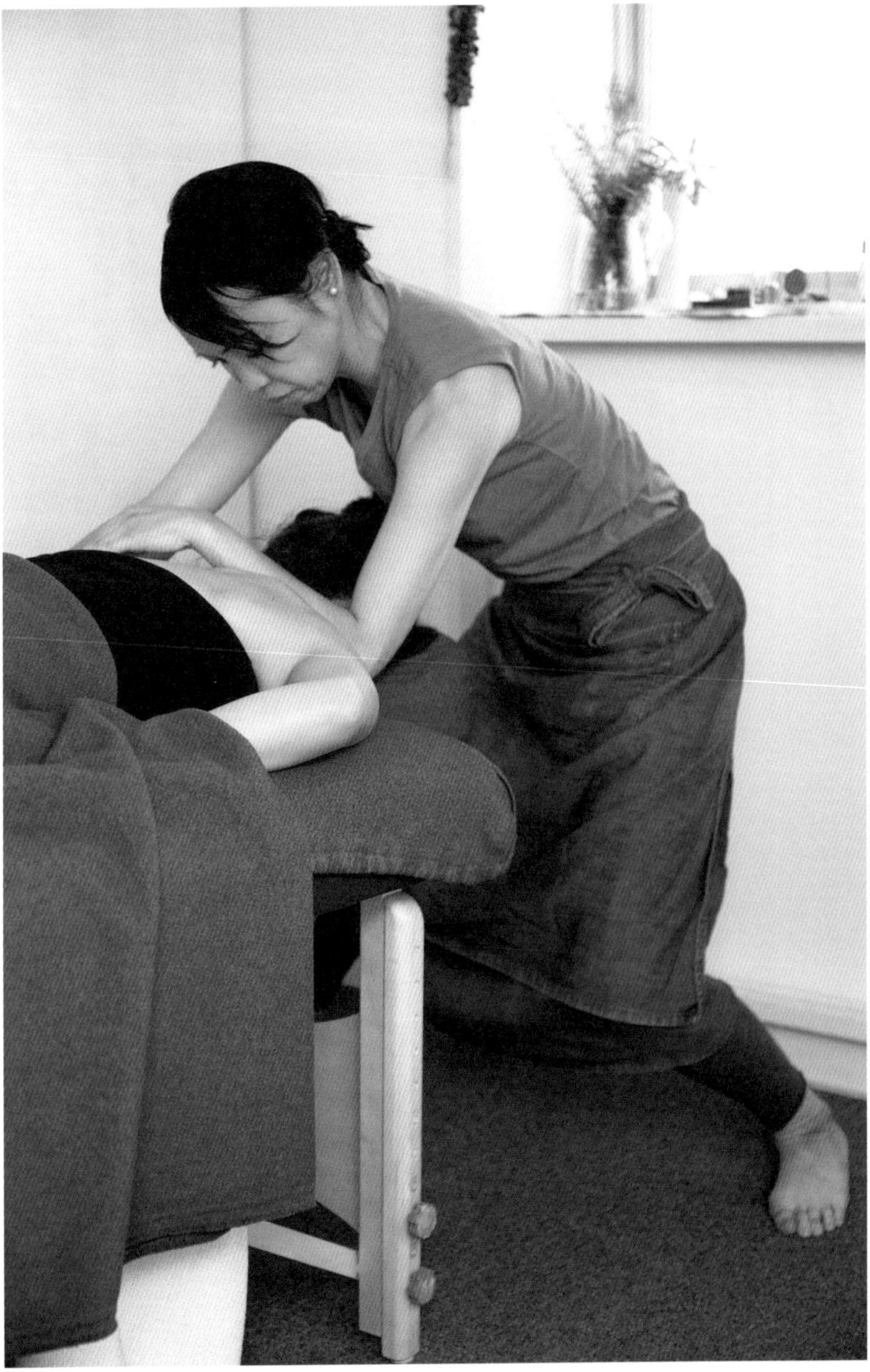

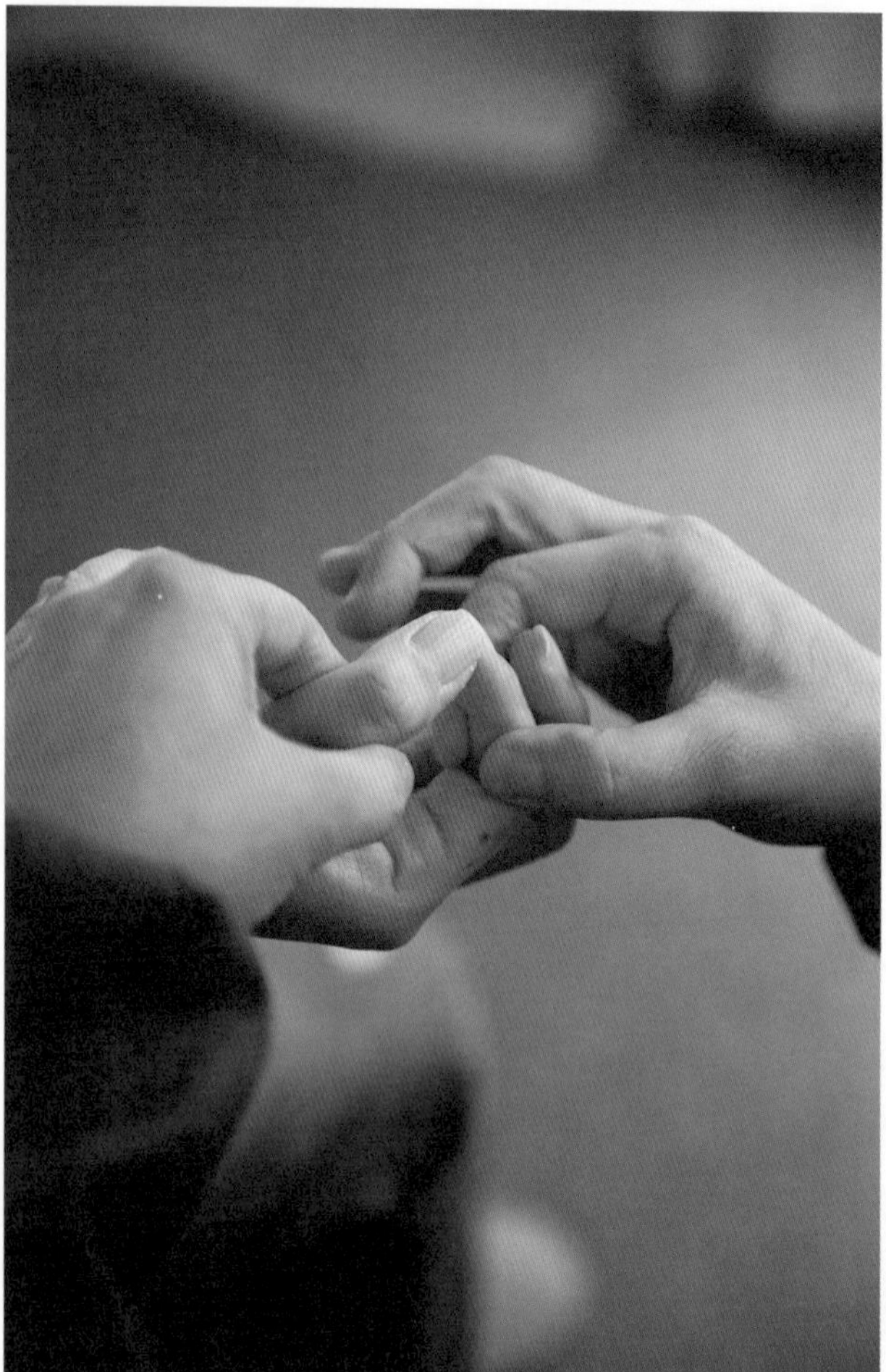

旅するハーバリスト　Ａｌｙｓａさんのこと

アリサさんにブレンドしてもらったハーブティーを飲み始めて一年ほどが経つ。彼女と初めて会ったのは２０１７年。とあるワークショップの会場で、数種類のハーブを自分でブレンドしてオリジナルのお茶を作るということを体験し、「ハーブブレンダー」という仕事の存在を知った。アリサさんは、ハーブティー専門店の接客を経て、２０１６年から個人でワークショップを開催したり、企業とオリジナルブレンドを開発するなどしながら、個人クライアントの体質に合わせてハーブをブレンドし、パーソナルブレンドティーを作る仕事をしている。

「Momoko's blend」とタイトルの付いたお茶は、オーダーの都度、アリサさんがわたしの生活志向や体調などをカウンセリングして、そこから10〜12種類の必要なハーブを導き出し、1ヶ月分をまとめてブレンドして作ってくれる。わたしのお茶は、だいたいローズヒップやハイビスカス、ローズレッドをベースにした美しいルビー色。華やかで自然な甘みがあって、やさしい味わい。

家にいるときは大きめのポットで淹れて、数回に分けて飲む。出かけるときは水筒に入れて持ち歩く。いつでもどこでも蓋を開けて立ち上る湯気の香りを嗅ぐだけでほっとする。出張のときは、お茶パックに一煎分ずつ分包してそれをジップロックに詰めてトランクへ。毎朝、ホテルの部屋で飲むのが楽しみだ。こうして、いまではちょっとしたお守りのような存在になっている。

ところで、飲み始めて3ヶ月ほど経ったころだろうか。以前よりも肌が明るくなったと周囲から言われるようになった。初対面の人にも肌を褒めてもらう機会が幾度か重なり、自分ではまったく意識していなかったので、そこであらためて鏡を覗き込んだ。だれしも自分自身の変化には意外と鈍いものかもしれない……。そういえば、スキンケアは相変わらず大雑把だけど、近ごろ肌がかさつくことがなくなっていたな。そこでようやく、お茶を飲み続けていた効果かもしれないと気づいた。

うれしい変化をさっそくアリサさんに知らせると、「だいたいみんな、周りに言われてはっと気づくの。ダイエットとか、目的をはっきり持って体質改善に努めている人以外、大抵は日々忙しく過ごしているなかで、自分の変化に目を向ける余裕がないのは仕方がないことだよね」。そう言って笑った。

はい、まったくその通りです……。

たとえば、生理痛で毎月七転八倒苦しんでいた女性は、飲み始めて半年経つころ、同僚に「○○さん、そういえば会社休まなくなりましたね」と言われて、痛みがなくなっていたことに気づいたのだという。なにより、そもそもアリサさん自身が、ハーブティーを飲み始めて自分の体調の変化に驚き、一層ハーブにのめり込んでいったのだと教えてくれた。

「わたしは腎臓がもともと弱くて、いままでも接客業で立ち仕事を長く続けていると、すぐに膀胱炎になったりして……。水分は多めにとった方がいいのがわかっていたから、ハーブティーの専門店で働くようになってからも、販売の傍ら自分もこまめにお茶を飲むようにしていたの。そうしたら、なんと顔のシワが薄くなった！　なにこれ？　効くかも！って」

腎臓のケアのために摂っていたハーブが、思わぬうれしい〃おまけ〃を連れて来た。
「ハーブティーは、植物まるごとの栄養をからだに取り入れられるものだから、からだに複合的に働いてくれる。たとえば、改善したいのは、からだのめぐり、リンパの流れをスムーズにすることであっても、血流がよくなることで同時に皮膚の乾燥やかゆみが軽減されていき、結果、肌にもいいことがあったりする。自分が求めていたのとは別のところ、しかも目に見えてうれしい効果が表れて、すごいっ！　て思ったんだよね。ああ、内側（内臓）を改善すれば、自ずと外側も変わっていく。からだが変わればこころもよい方へ向かっていく。これはもっとハーブを勉強しなくちゃ、と思ったの」

小さなころからからだを動かすのが好きだったアリサさんは、高校卒業後、ダンスのインストラクターをしていた。そんな彼女がハーブという存在に惹きつけられたのは、アロマセラピーがきっかけだ。エッセンシャルオイルの香りを嗅いでリラックスするのが好きだった彼女は、ダンススクールのプログラムにあった「アロマストレッチ」なるクラスを受け持つことになり、しばらくインストラクターを務めていたことがある。「香りを嗅ぎながら呼吸を深めて、筋肉をほぐしていくというクラスだったんだけれど、いい香りに誘われてか、最初は7、8人だったクラスに、気づいたら30人くらい人が集まっていた。あるときね、子ども対象のクラスでマンダリンのオイルを使ったら、ふだんはそわそわとじっとしていられない子が、そのときはすごく落ち着いてくれて。そこで、アロマには力があるんだと確信した」

ダンサーとして自分が活動するのは30歳まで。まだ、からだが存分に動くうちに、からだにまつわる仕事、からだを使う人のサポート役に回りたい。20代からそう決めていたというアリサさん。じつは、ダンスインストラクターと並行して、マッサージや指圧、リフレクソロジーなど、さまざまな手技をコツコツと勉強してきてもいた。そこに、アロマセラピーという存在が加わり、いざ転職をした先が、エッセンシャルオイルと並行してハーブティーを扱う専門店だった。

それがいまから15年ほど前のこと。ハーブティーというものが、まだまだいまほど一般的じゃなかったころだ。

「でも、当時でも店には200種近いハーブの扱いがあった。始まったばかりの事業でまだ詳しいマニュアルもないなか、ハーブの特徴や期待できる効能を本で調べていくのは大変だったけれど、とってもおもしろかった」

勤め始めた当初は、ハーブの知識がどんどん増えていくのがただうれしかった。だから、お店を訪れるお客さんにもその知識を伝えようと一生懸命に説明をしたという。ところが、なかなか商品の売れ行きには繋がらなかったそうだ。

「しばらくして気づいたの。みなさん、必ずしもハーブのことを知りたいんじゃない。からだやこころが疲れていたり、いまの体調をどうにかできないかと思っているからここに来てるんだって」

その日からアリサさんは、ハーブの説明をするのをやめた。そして、ただひたすらお客さんと世間話をすることにした。すると、最初は目的のない会話を続けているようでも、やがてその人の悩みや心配事が少しずつ会話のなかから浮かび上がってくることに気づいたそうだ。

「ダイエットにいつも失敗してしまう」「じつは仕事が忙しくて夜の眠りが浅い」「婦人科系の疾患がみつかって不安」「妊活中だけれど思うようにいかない」……。それらを通りすがりのハーブ店で吐露してくれる。だれにもかれにも話せない話。けれど、だからこそ、客観的に相談できる街のハーブ店の存在が必要なのかもしれない。そして、そんなこころのつかえを抱えているからこそ、ハーブという存在に望みを持ってくれることが伝わってきたという。

「お客さんにことわって、軽く手のマッサージをさせてもらうとね、よりからだの感じもわかる。手が温まると安心感が生まれる。すると口数も増えるでしょう。最初は頑なだったり、元気がなかった人も、『じつは、わたしね……』て、自分のことを話し始めるの」

それでも落ち着かない感じが伝わってきたら、先にデュフューザーでアロマを焚くこともしてみた。すると、リラックスしてもらえる。ただひたすらお客さんの話を聞くことと、いつかのためにと学んだアロマセラピーやマッサージの技術が、アリサさんのなかで繋がった瞬間だった。

ハーブの世界に入ってから、いままで1万5000人以上のカウンセリングをしてきた。ブレンドをするにあたって、いちばんにこころがけてきたのは、〝おいしい〟ハーブティーを作ること。いくらからだのためとはいえ、おいしく飲んでもらえなければ続かない。

「食事も同じだと思っていて。からだのために、体質改善のためにと、いろんなことを我慢して、自分を知らずと追い込んでしまっている人も少なくないでしょう? 全部我慢したら窮屈になっちゃう。わたしは食べたいものを食べる。そうして少し偏ったり、ジャンクなものを食べ過ぎたら、ハーブティーでおいしく調整するということを自分でもやってきた。そのことをクライアントさんにもお伝えしている。あたまで考えすぎてはだめだよねって」

長年不妊治療をしてきたけれど、もうふたりで生きていこうと決めた友人夫婦に、それぞれのハーブティーをブレンドしていたことがある。しばらく経って妊娠がわかったとき、うれしかったと同時に、やっぱりこころとからだは繋がっているのだなあ、考えすぎることは知らずとストレスになるのだなあと実感した。治療を辞めることを決心して肩の荷が下りたところに、ハーブの存在が手助けになったのかもしれない。真実は、だれも証明ができないけれど、そのようなうれしい出来事のそばにハーブティーの存在があるだけでうれしいとアリサさんは笑う。

太陽が大好きで、年中小麦色のアリサさんは日焼けだって気にしない。紫外線を怖がるのではなく、過度に浴びてしまったらハーブでビタミンをたっぷりと摂る。恐怖心から行動するのは、からだにもこころにもよくない。食べたいものを食べる、やりたいことはやる、行きたいところにも思い立ったらすぐに出かけて行く。

ハーブ店を退社してからアリサさんは旅を続けている。南インドへアーユルヴェーダを学びに行ったり、ハワイ島へ原産のハーブを探しに行ったり。最近では、カリブ海の国、ベリーズに行く機会があり、そこで地元の人々に〝ハーブマン〟と呼ばれている男性に偶然出会って、はからずとも地中海ハーブを学ぶ旅になったという話を聞いた。店に8年間立ち続けた間に、ハーブティー、いわゆる乾燥ハーブのことはとことん知り尽くしたつもりだったけれど、思えば、大地に根づいた植物として接する機会は少なかった。旅をすることで、ハーブの勉強をし直しているみたい、とアリサさんは楽しそうに話してくれる。わたしは、そんな彼女のお土産話をこころ待ちにしていて、主宰しているWEBサイトのワークショップで、旅のお話会を企画するのも楽しみのひとつになっている。

ところで、先日彼女に会った際に、初めてパーソナルブレンドをお願いしたときのわたしの印象を聞いてみた。するとこんな答えが。

「まず、顔色をみて、肝臓が疲れているなと感じた。それはお酒とかではなくて、とにかく疲労。肝臓と一緒に腎臓、リンパの流れも気にしてあげた方がいい気がした。ハイビスカス、ミルクシスルやオレンジブロッサム、シベリアンジンセンあたりが必要かなって。ももちゃんは出張が多いから、リラックスや胃腸粘膜保護も期待できるビタミンC豊富なハーブ、ローズヒップやローズレッドも多めに。そのときは食事も外食になるだろうから、野菜不足やコレステロールのことも考えてオリーブも入れたいと思った」

わたし、そんなに疲れていたかしら？　ちょっぴりショックを受けつつも、ついつい日常に追われていると、立ち止まって自分のことを冷静にみつめ直すことができないものだよなあ、と思う。ハーブティーはいまのわたしにとって定期的な体調診断。袋に残りわずかになってくると、「今月はどんな感じだった？」と自問自答。がんばった日々を振り返る、いい習慣になりつつある。

ホーアイロナと仲間たち

本が好き。紙の手触り、新品の表紙を開いたときのインクの香り、ページをめくるときの音、ワクワクした気持ち、その厚みや質量も。だからこそ長年、紙媒体で仕事をしてきた。なので、「WEBマガジンを運営したい」という考えがあたまに浮かんだとき、最初は自分自身意外だった。いま、ネットの宇宙のなかには、本当にたくさんのサイトが存在していて、WEBマガジンも増え続けている。参考のためにとさまざまなサイトを開いて見てみたものの、ブログならまだしも、アナログで技術的なことがまったくわからないわたしが、サイトをひとりでやるのはかなりしんどいだろうな、と正直感じた。でも、白い紙に「Hōʻailona」と書いてみたら、やりたいことだけはどんどん浮かんできて止まらなくなってしまったのも事実。いまから考えると、友人の日高へそのアイデア・メモを送ったのは、彼女ならこの落書きのような計画を、デジタルに慣れたあたまで処理してくれるような気がしたから、というのもあったかもしれない。

そんな日高は、IT系の会社でバリバリ働いたことがあって、でもあるとき、体力的にも精神的にも休息が必要だと感じ、マンションの頭金を持っていきなりハワイに留学したという力ッコいい女だ。わたしたちにはフラという共通の趣味があって出会ったけれど、フラがなければ、おそらくお互いの社会活動圏内で会うことはなかっただろうし、ハワイに彼女を訪ねて行かなかったら、ホーアイロナは生まれていなかったかもしれない。彼女の帰国時期に合わせてハワイを旅したのは、やはり縁だったのだと思う。

ふたりで、サイトの立ち上げの目処を〝だいたい秋〟とアバウトに設定したのは、2018年の4月のことだ。決めたら動き出すのは、世の常なのか。ここから、わたしたちはお互いの友人・知人、あるいはその人を介して新たな人を紹介してもらうかたちで、とにかくさまざまな方々に出会っていくことになった。

鍼灸マッサージ師の原さんをはじめ、ここ数年の流れのなかで自然と連絡を取るようになったわたしの友人たちは、自然療法家やセラピストなど、仕事としてからだに関わる人がほとんどだ。なかには、天然のハーブやオイルを使ってものづくりをしている友人もいる。

かたや日高の周りには、ＮＩＣＵ（新生児集中治療室）に勤める看護師や、メイクのパーソナルアドバイザーを始めたばかりという友人もいた。そんなわたしたちの友人に共通していたのは、自分の仕事を自分の言葉で発信していきたいという思い。でも、みな仕事が忙しく、個人でサイトの運営管理が難しかったり、そもそも「書く」ことに慣れていない人もいた。いっぽう、わたしは編集や書くことを仕事にしてきた人間だ。でも、人のからだに携わる資格を持っているわけではない。わたしたちがやりたいこと、そしてお互いのこれからを話したときに、奇跡的に発信のタイミングが重なったのだ。ホーアイロナの形は、仲間が増えていくことでどんどん出来上がっていったように思う。

連載陣のひとり、画家の山崎美弥子さんが、サイトのオープン後に話してくれたことがあった。「ある朝、目覚めたときに真っ白い箱が浮かんだの。中身はまだなにも入っていなくて、その箱がホーアイロナだった」。最近、この言葉をふと思い出して、合点がいった。たしかにあのときわたしたちは、まだなに色にも塗られていない空っぽの箱を抱えて、ひたすら奔走していたのだった。

空っぽの箱、なにもない広場。そこに、どんな仲間が集まって来てくれたのか。いちばん最初は原禎子さんだ。彼女と出会ってからの5年、じっくりと時間をかけながら、でも確実にわたしのからだとこころは変化をしていった。原さんの存在はホーアイロナのインスピレーションの素のひとつとなっている。そういう意味では、前のページにも登場しているさくらさんや源田永子さんもそうだ。彼女たちのからだへの洞察力、経験からの言葉は、自分のBody・Mind・Spiritを見直す機会を存分に与えてくれた。

日高が紹介してくれた宮口明夏《みやぐちさやか》さんに初めて会ったのは初秋だったように思う。日比谷にある宝塚劇場の近くのカフェで待ち合わせた。彼女を初めて見たとき、本物の宝塚女優が現れたかと思ったくらいパッと目をひく華やかさがあった。でも話を聞けば、少し前に彼女は子宮頸がんを経験していて、当時はようやく普通に外出できるようになったころだった。大好きなメイクができなかった入院生活の話。その後、自宅でフルメイクをしたときの喜び。彼女はその経験から、メイクは単なるアラ隠しや外見を飾るものではなく、女性の内面からの美しさをも引き出してくれるツールなのだと確信したのだという。これからは、パーソナルアドバイザーとして、個々の骨格や肌質に合ったメイクを提案する仕事をしていきたい。そう話してくれた。

やりたいことがはっきりと見えている人と話をするのは、とても気持ちがよい。看護師のさおりさんもまた、若くしてとてもしっかりした女性だ。彼女は、ＮＩＣＵに勤務していて、日々生まれてくる命と、その危機にも向き合っている。新しい命の誕生がいかにすばらしいことか、彼女の話を聞くとより強く感じられる。そして、子育ての本番は退院した後なのに、主に産前と産後直後までしかケアできない現場にいるジレンマも、素直に話してくれた。退院後も看護師としてお母さんの相談に乗りたい。お母さんが赤ちゃんと安心して過ごせる場と機会をつくるのが彼女の夢だ。いまは勤務で手一杯だけれど、日々の考えを自分の言葉で発信していきたいと、仲間に加わることになった。

さおりさんと同じく看護師の資格を持つ入口幸子《いりぐちさちこ》さんのことは、ハーバリストのアリサさんが紹介してくれた。幸子さんはいま、南インド・ケララ州で暮らしている。かつて医療研修で訪れたインドで、国の伝統医療であるアーユルヴェーダに出合った。当時患っていたリウマチを、このアーユルヴェーダで癒そうと決心した幸子さんは、再びインドに渡って治療に専念。そのときの経験を元に、日本へ情報を届けたいと邁進している。日本では、アーユルヴェーダというとリラクゼーションのイメージが強いけれど、インドでは西洋医学とアーユルヴェーダの両方が国の医療として認められていて、選択権も個々にゆだねられている。街の治療院の様子や、薬局の事情、インドの家庭の薬箱の知恵などを発信していきたいと話してくれた。

連載を始めるにあたって、わたしたちはSNSのビデオチャットで会話を重ねてきた。実際に会うことができたのは、連載がスタートして一年経ってから。一時帰国した幸子さんは意志の強さを秘めながらも、とても柔らかな物腰の女性だった。物理的な距離があっても、お互いの顔を見ながらコミュニケーションしていたおかげで、初めて会った気がしなかった。世界に時差はあれど、ネットの世界に距離はほぼない。日本以外に暮らす仲間ともスムーズにやりとりできて、オンタイムで彼らの暮らし、仕事、大切にしていること、伝えたいことを表現できる。

世界は遠くて近い。ホーアイロナを始めて、わたしのこころとからだの〝枠〟のようなものが外れた感覚がある。自分という核はたしかにおへそあたりに在るのだが、こころの行動範囲がどんどん拡大してゆくような感じだ。

紙媒体の、ぎゅっと凝縮させて詰め込んだ世界も好き。ネットのひとところに収まらない世界も好き。どちらの物語も素晴らしいと、ホーアイロナという場と仲間が教えてくれた。

いま、WEBサイトの連載陣の紹介欄は「Family」というカテゴリーになっている。フラでは、教室で苦楽をともにする仲間を「Hula Sister」と表現するけれど、この場は、もう少し距離を置いた関係がしっくりくる。家族は、すごく深い繋がりがありながら、お互いを個として尊重しないとうまく生活していけない存在。ホーアイロナでも、つかず、離れず、それぞれの活動を応援し合うようなそんな関係が作っていけたらいいな、と思っている。

こうしてだんだんと増えていった「Family」はそろそろ20人を超える。

植物療法家としての知恵を生かし、天然素材のみを使って肌に負担のない、コールドプレス製法でせっけんをつくる須藤智子《すどうともこ》さんは、わたしたちとモロカイ島を結んでくれたキーパーソンでもある。

アーユルヴェーダハーブ、ヘナのサロンを営み、DJでもある中村祐子さんは、こころとからだに響く音楽案内を届けてくれる。長年アロマセラピストとして活動し、和の香りにも精通した香司《こうし》[*1]でもある原田裕子《はらだゆうこ》さんは、香りと化学の話を平易な言葉で伝えながら、同時に和の香りの奥深さも教えてくれる。そして「香りを感じる」ためのロマンティックなワークショップを企画してくれる。女子栄養大学出版部発行の雑誌『栄養と料理』編集長の浜岡《はまおか》さおりさんは、毎回、しっかりとエビデンスの取れた最新の健康情報を届けてくれる。そんな彼女は、じつは20代のときの遊び仲間。お互い歳を重ねて再会し、「健康」というキーワードで繋がった同志でもある。

インドとネパールでチャイ修行に励み、先日帰国した吉池浩美《よしいけひろみ》さんは、一杯のお茶で人をしあわせにすることを真剣に追求している人。これからの働き方、これからの幸福とはなにかを、身をもって表現している逸材だ。フラを通して、ハワイの伝統工芸[*2]ラウハラ編みに出合った宮崎《みやざき》さなえさんもまた、吉池さん同様に新しい感覚で、魂の求めるままに旅を愛する人。ハワイの植物を通して、その風を届けてくれる。

フラ教室をお母さんと主宰し、[*3]リストラティブ・ヨガの講師でもあり、ハワイ島の植物から作られるフラワーエッセンスのプラクティショナーでもある松下《まつした》友己枝《ゆきえ》さんは、ハワイとインド、両方の文化を勉強してきた人だ。彼女は、フェミニズム的な正義感をこころに秘めながら、日本の女性がもっとやわらかく、まあるく生きていくためにはなにが必要か、それを真剣に考えている。そして、からだをゆるませ、交感神経と副交感神経のバランスを取るヒントをいつも授けてくれる。

ハワイの繋がりでいえば、マウイ島で暮らすフュージング（ガラス工芸）作家のＴａｎｅさんは、夫と4人の子どもたちとのワイルドライフを通して、都会のわたしたちに人生で大切なものがなにかを考えるヒントをプレゼントしてくれる。宮古島でアーユルヴェーダ・カフェを営むＣＨＩＨＡＲＵさんは、日本のワイルドライフ代表。ホーアイロナの講師として、沖縄ハーブの知識や料理を教えてくれる彼女は、フリーダイバーとしても活動している。自然の寛大さと畏れを体感で知る貴重な人だ。

そして、撮影を担当してくれている和田《わだ》美紀《みき》さん、版画作品を提供してくれている大学の後輩、本間《ほんま》尚子《しょうこ》さんも、なくてはならない存在だ。

ホーアイロナには、自由な感性を持った女性が自然と集まってくる。みな個性豊かで、暮らす環境も境遇もバラバラだけれど、自分の生き方に正直で、自分が楽しいと感じる仕事で周囲の人の役に立とうと努める女性たちなのだ。

いま、編集室はたったふたりしかいない。でも、わたしたちには仲間がいる。そしてその仲間はこれからも増え続けていく。

＊1　香木やさまざまな天然の香原料を調合し、香製品を作る専門家、職人。

＊2　ラウハラ（Lauhala）は、ハワイに生息するタコノキ科の木（Hala／ハラ）の葉（Lau／ラウ）のこと。尖った葉をなめして敷物や帽子などの生活道具を編む、ハワイの伝統工芸のひとつ。

＊3　副交感神経を高める、リラクゼーションを目的としたヨガ。ブロックやブランケットなど補助用具を使用し、無理のない姿勢で深い呼吸とともにポーズを行うことで、からだの緊張を緩和して疲労を和らげ、活力を回復させる効果が期待される。

わたしのデトックス

2019年の2月のできごと。

夜、食事をしていると、左肘の内側のやわらかいところに、ポツッと小さな点が表れ、ポリポリと掻いていると、点がポツに、ポツポツが小島に、小島が島に、そして大陸へとあれよあれよというまに赤みが広がって、発症から3日後には腕全体がパンパンに腫れてしまった。発症してすぐに抗ヒスタミン系の薬も試したけれどまったくよくならず、こりゃ、時間にゆだねるしかないのかな……と、脳内に〝自己治癒力強化期間〟と書いた旗を立て、覚悟した。

もしも高熱が出たり、悪心や吐き気や痛みがあったらすぐに救急に行こう。そう思ったものの、腕以外は元気で、しかもからだ全体に広がるかと思ったこの発疹は、両腕だけ、しかも線を引いたように肩から手首までしか症状がない。つまり、長袖の洋服を着ているかぎりはまったく普通の状態なので周囲には気づかれない。でも、脱いだら腕だけまるでポパイだ。

以前にも同じようなことがあった。そのときは脚。膝下から足首までが、まるでゾウさんだった。いくつか病院を回って、もらう薬はすべてためしたけれど効かなかったので、あきらめた。ゆっくりゆっくり回復していったように記憶している。

さて、今回の腕。手のひらで腫れている箇所を押さえると熱い。皮膚が膨張しているからか、触っている感触はほとんどなく、棒のように固まったままだ。他人の腕みたい。そう思った途端、自我とからだがバラバラに解体してしまったように感じた。

脳の指令通りにスムーズに動いていてくれていたはずのからだが、勝手に暴走している。言うことをきかないからだはまるで中身の見えない〝箱〟。急に恐ろしく、遠い存在になる。そして、こうした不調が表れるたびに、なにがいけなかったのかとくよくよしてしまう。メンタルが弱ると、ますます落ち込む。ネットで検索しても、不安が募る情報しか出てこないし、症状の解説はあっても、その状況がどのように起こるのかがわからない。

わたしには、自分のからだがわからなくなると、決まって読む本がある。それが、免疫学者であり医学博士でもある安保徹《あぼとおる》さんの『安保徹のやさしい解体新書』（実業之日本社）だ。

この本で安保さんは、「病気の成り立ちを解明していくと、病気は怖くないことがわかります」とやさしく解く。「体と免疫のしくみ」「病気が起こる原因」「病気と臓器の謎」など、段階を踏みながら、素人にもわかるような平易な言葉で、からだの仕組みを伝えてくれる。不調は、症状はなんであれ不快だけれど、この「不快」という症状こそ、治癒への道のりには欠かせない。発熱も、痛みや腫れ、しびれやかゆみ、下痢も震えも、からだにとっては治癒に向かう反応。たとえば今回のような発疹も、かゆみがおこるのはからだの損傷を最小限にしようと排出機能が活発になるからで、腫れるのは次の段階。白血球が血管から出て炎症のあるところに駆けつけて、異物を排除し始める（抗原抗体反応）から起こる。なるほどなあ。ああ、症状は昨日より辛いけど、治癒への道は進んでいるということか。文字を追いながら、少しだけ気持ちが軽くなる。

腑に落ちれば、ただできることをするだけなのだ。水を飲んで代謝を促す。消化のいいものを選んで少食に。あとは保湿してなるべく肌を掻かない。とにかく寝る。自然療法の知恵も総動員する。皮膚をすこやかに保つといわれているアーユルヴェーダハーブ「ヘナ」をお風呂に入れて半身浴してみたり、フラワーレメディも試してみた。心身の浄化のレメディ「Clab Apple（クラブアップル）」をアルガンオイルに混ぜて塗布してみたら、少しだけ炎症が和らいだ気もする。体内の副腎皮質ホルモンの働きを活性化させると聞いて、ビタミンCをアスコルビン酸でこまめに摂取して、カルシウムサプリも適度に摂ってみた。

そして、発症から9日が経ち、ふと思い立って空を見れば、その日は満月、しかもスーパームーンだった。わたしの腕は相変わらずパンパンだったが、月が欠けていったら症状も治まっていくような気がして、これは、春先のデトックスなのかもなあと思い至った。

振り返れば、ことの発端の前日に、すごく感情を揺さぶられる話を友人から聞いたことを思い出した。ファクターは別にあるとしても、その出来事がスイッチになった可能性もある。感情と不調もまた切り離せないのだと思う。「不調には意味があり、それは内面の葛藤の表出」という心身医学的なからだの理解の方法もある。もっと突っ込むと、病が表出するからだの部分と症状からメタフィジックな見立てをして、感情のわだかまりをほぐし、治癒への道を探るという方法があることも本で読んだことがある。信じる信じないということではなく、わたしは「そういうことは、あるだろうな」と思っているし、興味もある。でも、自分自身が不調の真っ最中のときには、原因の追究に向かいすぎないようにしなさいよと、もうひとりの自分がブレーキをかける。

そういえば、わたしの主治医である整体の原さんが、「完全な健康を求めすぎると足元をすくわれる」といったようなことを話していたな。そう、「中庸」が大事。あとは自己治癒力を信じて淡々と暮らすこと。ともあれ、こういうことが起こっても慌てふためくことがなくなったのは、ホーアイロナを始めて、からだのスペシャリストたちと出会えたからだ。自身もさまざまな経験や病歴を乗り越えてきた彼女たちのアドバイス、存在自体がこころ強い。

とにもかくにも、一ヶ月後、わたしの両腕はすっかり元どおりになった。こころとからだも再びしっかりと繋がって、ほっとして春を迎えることができたのである。

京都再訪

涼やかな風が吹き抜ける2019年10月の朝、京都の北、鞍馬山を望む町に来ていた。山間の集落には静原《しずはら》という美しい名前が付いていて、その名の通りとてものどかな、ぽかんと空の抜けた気持ちのよい土地が川沿いに続いている。ここに、樫田幸枝さん（P104）が友人たちと手伝いをしている畑があり、この日はちょうどその手入れをしに行くと聞いていたので、同行させてもらうことにした。

朝いちばんの新幹線に乗って来てよかった。光の下で柔らかな土を踏みしめながら思う。目の前には小川が流れていて、水辺に白いジンジャーリリーが群生していた。これ、いい香りなんですよねえ。幸枝さんと話しながら、いつか南国で嗅いだ甘やかな香りを思い出してうっとりしていると、「おはようございます～」と軽やかで元気な声が。振り返ると、色あざやかなカーディガンに長靴姿、背筋のすっと通った女性が立っていた。幸枝さんが畑仕事の師として仰ぐ、かずこさん。以前から何度もお名前を聞いていた方だった。

かずこさんの暮らすこの家と敷地は、以前は宿泊施設となっていた場所で、広々とした1階は「Millet（ミレット）」というベジタリアンフードのカフェになっている。料理を作るのは、かずこさんの娘の樹里さん。もともと幸枝さんは彼女と親交があり、この場所をときどき訪れていた。裏手にある農地は、かずこさんが自家用の野菜栽培のために借りた土地。その一角にハーブを植えさせてもらっているというわけだ。

先ほどすれ違った樹里さんの夫の敦史さんは、収穫したての枝豆を軽トラに山盛りに積み終えて、颯爽とどこかへ出かけていった。かずこさんに借りた長靴に履き替えながら思う。いい暮らしだな。

麦わら帽子のリボンをあごの下で結び直し、慣れた足取りで先を進む幸枝さんの後を急いで追いかける。途中、背の高い草をかき分け開けた場所に出ると、2メートル以上天高く伸びる黄色い花がたくさん見えた。「これはキクイモの花。生命力が旺盛！」とかずこさん。ゴツゴツのお芋しか見たことなかったけれど、はつらつとしたかわいらしい花を咲かせるのだ。感心しながら進むと、なんともいえない、いい香りに包まれた。

甘い香り、涼しい香り、スパイシーな香り……。あらゆる植物の芳香が渾然一体となって鼻をくすぐる。ちょうどそばに生えていたトゥルーシー（ホーリーバジル）の花房をやさしくつまむと、ふわりと清涼感溢れる香りが立ち込めた。ハーブティーでいただく香りもいいけれど、やっぱり、土に植わっている植物の力強さは格別だ。

そういえば幸枝さんが言っていた。

「ハーブを育てることは、花束を作ったり、収穫したものでお茶を作るという目的があるからだけれど、同時に自分自身のためでもあるんです。かずこさんの庭に遊ばせてもらっている感じ」

アロマオイルの凝縮された香りとはまた違う、自然のここちよさ。土の力からもらう安らぎ。畑の時間は幸枝さんにとってなくてはならないものだ。

「今年は豊作！」と、刈り取ったばかりのレモングラスの束をどっさりと抱えて笑う幸枝さんがなんともしあわせそうで、こちらもつられて笑う。大きく口をあけたら、みずみずしい香りが、からだのなかいっぱいに広がった。

「じつは、これから少しずつ仕事の方向を変えていこうと思っているんです」

3月、そんなことを聞いていた。ここ数年の学びから、自分のなかでいろいろと整理がついて、これから深めていきたい世界があるのだと幸枝さんは話してくれた。

秋を迎え、その考えもしっかりと煮詰まったようで、静原から北山にある幸枝さんの拠点「maka」へ戻ると、自然とこれからの話になった。

芳香植物の持つ世界に惹かれ、それを伝えたいと資格を取り、始めたアロマセラピストの仕事。それを続けつつ、同時に7年ほど前から、彼女はとある調香師の先生の元に通って勉強を重ねてきた。最初は、自身のこころのメンテナンスとしてたまたまその先生のサロンにたどり着いたという。サロンでは、時間をかけて個人カウンセリングをし、〝いまのその人の香りを調香する〟ということをしていた。調香というと、人工的なものを想像する人もいるかもしれないが、サロンでは化学香料はいっさい使わず、100％天然の香料を使って創られている。

世界でひとつの香り（パフューム）は、幸枝さんのそのときの状態、いまに寄り添い、心身を癒し、先に進むための後押しをしてくれるというもの。時がきたら、新たにカウンセリングを受け、また新しい香りを受け取る。「時」というのは、つまり香りとの共鳴性。その香りと自分がフィットしなくなったと感じたら香りを変えるころだと教えられた。自身と一緒に常に変化していく香りは、単なる好き嫌いでは表せない。ただ、〝いま必要〟なのだと受け入れる。そうやって香りを身に纏ううちに、幸枝さんは、自分の思考や感情が整ってゆくのを感じたという。

「いわゆるパフュームって、飾るための香りなのだと思ってきました。でも先生のそれは、外に誇示するものではなく、内側に響かせるものなんです」

100％天然の香りを使うことはアロマセラピーと変わらないが、20種を超える香料を微細に調合して作るパフュームは、単体の植物の香りはもはや識別できない。香りの粒子が複雑に絡み合い溶け合って、ひとつの世界が作られる。

「香りは嗅覚というフィルターを介し、人間の潜在意識を超えた深層へ届く力を持っている」。それはいままでの仕事の経験でよく心得ていたつもりだったけれど、その人の症状や状況に対して、最初から効果・効能を意識してアプローチするアロマセラピーの概念と調香の世界のそれは異なっていた。いうならば、よりひとりひとりを意識するといった感じ、と幸枝さんは話す。マニュアルやガイドラインがある世界で平均を取るのではなく、〝その人〟にとことん向き合い、唯一無二の香りを創っていく。そんな繊細な作業に彼女は心を掴まれたのだ。

「精油と手あて（マッサージや湿布など具体的な方法）を合わせることで、具体的に起きている不調や症状の緩和や手助けができる、『家庭の薬箱』のような役割をするのがアロマセラピーとするならば、調香は本能的な嗅覚に働きかけ、より深いところにアプローチするものなのだと思います。これから調香を通して、クライアントが自分自身に目を向けて、本来の自分を知る手伝いをしていきたいな、と思っています」

調香で創る香りは、こころの暗闇を照らす力がある――。

香りを使って不調を和らげる、リラックスするというアロマの世界で、長年経験を積み重ねてきた。でも、その先に、もっと深い道があると彼女は気づいたのかもしれない。香りは人の感性を刺激し、思考に働き、感情を整え、行動を促す。多忙やストレスの草むらをかき分けてたどり着く本当（潜在意識）の自分。それを真に知ることは、けっして楽しいことばかりではないだろう。香りの力に揺さぶられ、ときには目をそらしたくなるような自分が現れることだってあるかもしれない。でも、いまに違和感を抱いている人や、一歩を踏み出したい人にとっては、すごく心強いツールになってくれるはずだ。ましてやそのナビゲーターが幸枝さんなら、わたしもセッションを受けてみたいと思った。

「アロマセラピーの講師、そしてアロマセラピストとしての施術は今後はお休みします。一度にたくさんのことはできないから」

すっかり決心した、さわやかな声で幸枝さんが言う。

だからといって、植物、ハーブの素晴らしさを伝えていくことは変わらない。ハーブを育てること、ハーブでブーケを束ねること、ハーブティーを作ることは変わらずに続けていく。これらは仕事でもあるけれど、自分のためでもある。そこに「香りを創る」ことが新たに加わるということだ。

なによりも植物の力を信じているのは自分、幸枝さん自身だ。かつて先が見えなくなったときの自分を導いてくれたハーブに、あらんかぎりの信頼と敬意と探究心を持ち続ける人。その手が創る香りを、早く嗅いでみたい。

教えて、禎子ママ

高知龍馬空港へ降り立ち、しばらく待っていると真っ赤な車が現れた。運転席から、エメラルドグリーンのスプリングコートに黄色いニット、コバルトブルーのショールを巻いた女性が現れる。「原さん、あざやかですねえ」。鍼灸マッサージ師の原禎子さんは、いつものように豪快に笑って「そうですか？」ととぼけている。

ホーアイロナの運営を始めた翌年、わたしは高知にいた。高知は、原さんの生まれ故郷であり拠点だ。初診から5年ほどになるが、いつも東京で施術を受けていたので、じつは一度も彼女の治療院へおじゃましたことがない。いつか、遊びに来てくださいと言われていて、２０１９年の春、ようやくその願いがかなった。

ところで高知県は、わたしにとって〝国内で大好きな場所〟の3本の指に入る。高知出身や在住の友人も多く、特に女友だちに共通するイメージは、カラっとさっぱり。みな、細かいことを気にしない豪傑なところがあって、お酒もめっぽう強い。とにかく土地も人もおおらかである。原さんもまた例に漏れず、いつどこで会っても高知女の代名詞〝はちきん〟の風が吹く。

そんな、やさしさと気概溢れる原さんのキャラクターをいち早く感じ取って、彼女を最初に「ママ」と呼び出したのは、ともにホーアイロナを運営している日高である。ホーアイロナを立ち上げる際、原さんに、東洋哲学・東洋医学の立場からいまの女性にアドバイスをするような読み物を書いてもらいたいと依頼した。すると、漠然と自由に書くよりも、毎回お題をもらいたいと言われ、ならばいっそ設定を酒場にして、飲みにやって来た女性が禎子ママに人生相談よろしく質問するというのはどうか。そうすれば、少し肩の力を抜いて健康観について語れるのでは？　という話になった。こうして、生まれた連載が「クラブ整体」だ。

試しに、あたまのなかに、どこかの街の路地裏に毎夜灯る「整体」と書かれたネオン看板を思い浮かべてほしい。カウンターだけのその店は、なぜか仕事帰りの女性客が多い。となり合わせたおひとりさま同士が、年齢や境遇を超えて会話を交わし、ときにそれぞれの悩みや迷い、未解決課題をママに打ち明ける。それについてママがやさしく、ときに辛辣に、そして持ちうる知恵・哲学をもって真剣にお答えするというわけだ。

わたしのからだをみていたがために、まさか〝ママ〟呼ばわりされるようになるとは、原さん自身、思ってもみなかったであろう。高知市内の治療院へ到着してひとところちつき、そんな話になった。すると、原さんはお湯を沸かしながら「いやいや、ホーアイロナのふたりには感謝しているんですよ」と笑う。いままで、とにかくいろんな患者さんのからだに向かい合いながら考えてきたことを、書くことによって整理できているのだという。

「それに、ちょいちょいくる〝無茶振り〟の質問もおもしろい。どんな質問が来ようと拒まず、施術者の軸を持ちつつ、誠心誠意答えるこころづもりでいます。いまのわたしでは答えが出ないことは、ごまかさずにそう言える自由があるのもうれしいし、わたしはこう考えるけれどみなさんはどうですか？　と、読んでくれている人に問い返せるところもいい。どうしても、治療者の立場は、ものごとの正解を常に求められがちだから」

20回を超えた連載は、「〝整える体〟と書いて整体とはどんな意味なのか？」という質問を筆頭に、「アレルギーの捉え方とうまい付き合い方とは？」「捻挫をしたら冷やす？　温める？」といった、直接的にアドバイスを求めるものもあれば、「健康、健康と人は言うけれど、健康とはそもそもなに？」「病は気からの、〝気〟はこころの浮き沈みとするなら、傾きかけたときにどうすればいい？」という、少し哲学的な内容もある。あるいは、「大人のいい女って、そもそもどんなところをもってして美しいというのでしょう？」「いい男（内面）の要素はからだに表れる？」「なにかあればリセット、リセットとよく言うけれど、東洋医学的に〝リセット〟という定義はあるのか？」など、まさに無茶振りといえるものまでさまざまだ。しかし、どんな問いに対しても、禎子ママは始終冗談を交えつつ、真剣に答えてくれる。

たとえば、「五月病の正体は？」という質問を投げかけた回。そこで禎子ママは、四季があり湿度や寒暖差に左右されやすい日本ならではの風土と身体の関係性を示唆した後に、一年を通しての「水」の摂り方をアドバイスする。お茶や白湯などではなく、水。からだがすぐに使える（吸収する）のは、常温の水であることを解説し、体内の水分量を整えることで季節の変わり目を乗り切る知恵を授けてくれるのだ。

ときどき語尾に付くハートマークとオネエ言葉はご愛嬌。その一見冗談めかした言い回しのなかに、とても深い考察が込められている。そこにあるのは、からだに日々向き合う人の心身への愛情、まなざしだ。これを絶対にやるべき、やったらダメといった、良し悪し、二極化ではなく、施術者として、あるいは同じ女性として「わたしはこう思うけれど、どうかしら？」と提案する。発言に責任をもちながら、「あなたのからだはあなたのもの。最後に決めるのはあなた」といい意味でやんわり読者を突き放す。

「人間、生きているだけで丸もうけですから」。原さんが何度か口にするのを聞いたことがある。同時に、「健康は降って湧くことはないです」とも。からだは正直。調子を崩すのも治すのも必要があるからそうしている。だからこそ、自分のからだに主体性を持ち、自分のなかから湧き上がるものをキャッチする感度を、わたしたちは磨く必要があるのだろう。

「その人の生きる力を、いかに短い時間、少ないアプローチで奮い立たせることができるか」。それが自分の役目だと原さんは話してくれた。短縮できたその分を、大事な人と過ごす時間、大切なことに向き合う時間に使ってほしいと話す。

「もちろん、あせらずじっくりと患者さんと寄り添う時間も大切だとわかったうえでのことです。たとえ、いかに深刻な状況でも、『いや生きちゅうやん！　まだ、叩いたら出てくる元気があるろー!!』と言い続けたい。自力を奮い立たせてほしい。施術で、精一杯その手助けをします」

不調を抱えてひとりで落ち込まないように。かたくなになってしまわないように。自分を辛い方、辛い方へもっていって、なんでわたしだけ？　と、不調の自己憐憫に浸ってしまう前に。そうなる手前に施術でからだを揺り起こす。

「たとえば、やりたいことをやりだす。それ以前に、やりたいことが見つかったり、こうしたいと肚《はら》で決めた瞬間に、からだははっきり変わります」

からだが先か、こころが先か。これは、回復のプロセスについて語るとき、いろいろなセラピストさんから耳にする言葉だ。こころが弱ってしまって、なにも考えられない状態ならば、まずからだにアプローチする。いっぽうで、あるきっかけでからだが反転することもあって、それがつまりは自力というわけ。その〝あるきっかけ〟のひとつとして、自分のような施術者の手あてがあると、原さんは思っている。だからこそ、求められればいつでも手を差し出す準備をしている、と。

「それに、〝手〟っていちばん安心でしょう？　鍼灸は本当によく効く場面があるんです。だからこそ、その技術にアディクト（中毒）してしまうこともある。その点、手ならだれもがさっと差し出すことができます。たとえ技術がなくとも。だから自分で自分のからだに試さない手はないです。からだで冷えているところがあればあててみる。お腹が痛くてあたまに手をあてる人はいないでしょう。（手は）ちゃんとわかっています」

ただし……、と原さん。自分、あるいは身近な人に手あてする際のポイントは、「治れ〜治れ〜」と念じないこと。それは、不調と闘うことになってしまうから。「治ってほしいという期待を手放して、ただ、〝はい、よしよし〟」。原さんは「いい子、いい子」といった感じで宙をさする。

珈琲を飲みながら話していると、あっという間に日が傾いてきたようだ。せっかく高知まで来たのだからと、このまま施術してもらうことになった。閉鎖を決めた産院から譲り受けたという年代ものの木製のベッドに横になる。いつものように、お腹にタオルケットをかけてもらうと安心する。原さんの施術は、今日も足の裏から。わたしは治療院の天井を見ながら、実家の和室と同じような造りだなあとぼんやり思う。するると、先ほどの言葉が再び浮かんできた。

「期待を手放す」

ああ、それってじつはいちばん難しい。

おわりのはじまり

長らくからだをみてくれている原さんに、ここ数年でわたしのからだが変わったと感じた瞬間はあったかと質問したら、「2018年の春から初夏のころかなあ」という答えが返ってきた。それは、ホーアイロナを立ち上げようと決めたころで、また、30代で挫折したサーフィンに再び挑戦しようとしたときだった。彼女いわく、ダイナミックにからだを動かすこと、なにかスポーツを始めたときや、こころがなにかを決心したとき、からだは歴然と変わるとのことだった。

こころが先か、からだが先か。

この話をあらゆる分野のセラピストとすると盛り上がる。内観の重要さを説く人もいれば、心情に行き詰まりを感じたら、まずは行動してみなよ、と話す人もいる。わたしの場合でいえば、心境と動向の変化がタイミングよく重なったということなのかもしれない。２０１８年は、確かに、思う存分行動し、世界が広がった一年だった。

一転して２０１９年は、不定愁訴の続いた一年だった。年始の湿疹から始まって、書くのも忌々しい不調の波が寄せては返すの繰り返し。どこかが劇的に痛いとか、動けない、病名が付くといったものではない。それに、見た目はわりと元気に振る舞えるから、他人にわざわざ説明するのも面倒だ。

ＷＥＢサイトを始めたということもあり、以前よりもセルフケアをこころがけていたし、状況としては数年前よりよほど意欲的な生活をしていたはずなのだ。でも、実際は健康万歳！　のようにはいかなかった。

はて？　そこで考えた。そして気づいた。

これは、ひとつに、滞っていたわたしのからだが動き出したとも取れる。あるいは、自分のこころとからだにフォーカスしすぎたともいえるのだった。

なにもかも、度を超えれば毒となり得る。こころを向けることと執着とは紙一重。

ここちよいことを突き詰めすぎることもまた、中毒に繋がる、と。それが健康のためであっても同じこと。「〜したい」「〜が好き」が、「〜しなくちゃ」「〜すべき」に変わる瞬間は、いつのまにか。いつのまにかにこころを囚われて、すこやかでいることに執着が生まれ、生活ががんじがらめになることもあり得る。そのことにようやく気づいた2019年の後半、わたしを立て直す手伝いをしてくれたのもまた、〝からだの専門家〟たちだった。

バッチフラワーレメディのプラクティショナーのさくらさん（P122）は、セラピストや施術家とクライアントの出会いに偶然はないと言っていた。彼女がフラワーレメディと出合ったきっかけはセルフケアのためだったが、それを仕事としてやっていこうと決心したのは、祖母の病に付き添った経験があったからだ。看取りのために実家に帰省していたときに感じたのは、病を患う人も大変だけれど、それを見守る人はもっと苦しいのではないかということだった。さくらさんの祖母は、心配をする家族の気持ちに反し、自分の命の行方を冷静に受け止めていた。いっぽうで周囲は、そのこころ構えが充分にできずにいたという。そのとき、旅立つ人とともに、見送る側にもフラワーレメディは必要なのだと、さくらさんは確信したという。それはやがて、彼女がこの仕事を続けるうえでのテーマ、物語となっていった。

「ももこさんと出会えたのは、わたしのそのときのテーマと共鳴したからだと思う」

さくらさんは、そんなことを言った。そして、こんな話をしてくれた。

「自分が40歳を過ぎて初めて妊娠がわかったとき、この先、わたしの元に来てくれた魂（赤ちゃん）に自分の時間を誠心誠意費やそうと決めた。そうしたら、自然と子どもを望む人が集まってきたの。今度は、同じフラワーレメディという手段を使って、〝迎える〟手伝いをしていくのだとわかったんです」

わたしが自分のからだをもって出会った施術家さんたちもまた、日々さまざまなことと、生活に向き合っている。仕事は時間と経験によって磨かれていくだろうが、環境の変化などによって考えや施術の方向性は常に変化してゆくだろう。つまり、今日の施術は今日だけ。今日のタイミングで出会えたのは、お互いのベクトルが引き合い、必要とし合ったから。

わたしがこの数年の話、出会った彼女たちとの交流を書くにあたって思ったこと。

それは、出会いは必然という以前に、施術家とクライアントの望みがリンクすると、からだは確実に好転する、ということだ。ですから、この本を手に取ってくださった方が、日々の主治医と出会えることをこころから願っています。

そして、そのためには、いま一度「自分がどんなからだでありたいか」を再確認してみることが大切だと思う。ただ長生きできれば幸せではない時代だからこそ、健康に関する流行りや、たんに恐怖をあおる情報に振り回されないために、これからは、自分の柱を持つことがなにより必要になってくるような気がしている。わたしならば、好奇心のまま旅を続けたいし、土地のおいしいものを存分に味わいたい。フットワーク軽く動けるように体重も身の回りのものも、よりコンパクトに収めていきたい。だから体力が低下しないように運動を続けていきたいし、加齢による衰えも、反発ではなく受け入れて、仲良く付き合う方法を編み出したい。多少の体調のアップダウンはあったとしても、病気にかかったとしても、まずは自分を信じるめげない精神を持っていたい。どんなからだでありたいか。それは、どんな風に生きたいかでもあるのだから。

最後に。この本に登場する、わたしの数年を見守ってくれた施術家の方、あらゆるセルフケアのヒントを与えてくれた自然療法家の方、ホーアイロナを始める後押しをしてくれた日高しゅうさんと、遅筆を見守りながらともにすこやかさについて考え、会話を重ねてくれた編集の浅井文子さんに、感謝します。

自分が第一、そして残りの余裕を残して相手のためにつかえ！
そして人のためにつかえ！
疲れたねーむ　おやすみ

これは父からわたしの携帯に届いた最後のメッセージ。遺言とも取れるその短い文面に、すこやかさとはなにかが、すべて語られているように思うこのごろです。

２０２０年2月

つるやももこ

本書に登場する施術家

原 禎子（鍼灸マッサージ師）

２００４年、国家資格取得。高知市に鍼灸マッサージ「恬愉」を開く。ひと月に一度ほど出張整体として東京へ出向き、施術を行っている。

恬愉／tenyu.net

樫田（青木）幸枝（調香師・アロマセラピスト）

２０１２年より「ナードジャパンアロマテラピー協会」にて学びながら、調香師・辻大介氏に師事。２０１７年京都にショップ「maka」をオープン。オリジナルブレンドのハーブティーの制作、香りにまつわるものの製造販売、アロマインストラクターを経て、２０１９年に「Altma Sterra」認定調香師資格取得後、現在はカウンセリングを元にパーソナルの調香を行う調香師として活動。ショップは、２０２０年６月より左京区下鴨北茶ノ木町の「花辺」にて営業中。

maka／makaherb.com

安藤るみ子（アーユルヴェーダ医師）

インド政府公認アーユルヴェーダ医師。「一般社団法人アーユルヴェーダ生命科学研究所」の代表理事。「スヴァルナアーユルヴェーダ・スクール」校長。鍼灸師の国家資格も持ち、アーユルヴェーダと中医学を融合させた治療のアプローチを行っている。

スヴァルナアーユルヴェーダ／svarnaayurveda.jp

中村祐子（ヘナインストラクター）

自身の白髪、冷え性、肌トラブルの解消のためヘナをはじめる。２０１０年より安藤るみ子氏に師事し、アーユルヴェーダコーディネーターとなる。現在は、神奈川県にてヘナサロンを主宰。

Attari／henna-attari.com

Sakura Sumida Lee（花療法家・セラピスト）

２０１５年にSelf care salon「Ka'ike」をオープン。頭と心の解放、子宮のケアを指導している。妊娠を機に２０１８年ハワイへ移住し、現在はオアフ島マノアと日本を行き来している。
e-mail／skr@barco-cu.com

源田永子（ボディセラピスト）

１９９９年に中国式経脈整体一級整体師取得後、治療院勤務を経て独立。ＭＳＩを軸に、複数のメソッドをカスタマイズしてセッションを行う。吉祥寺サロンのほか、２０２１年６月からは千葉県いすみ市にもサロン「ZOYA IS_UMI」をオープン。
ZOYA HOLISTIC／www.zoyatherapy.com

中山晶子（ロミロミセラピスト）

２０１１年、セルフヒーリングを分かち合うウェブマガジンとして「mahina pharmacy」をスタート。２０１５年、東京・下北沢に月とハーブと暮らしのお店として同名の実店舗をオープン。店舗と併設したサロンにて、アロマやフラワーレメディ、エッセンスを取り入れたロミロミの施術を行う。各専門家を招いたワークショップも不定期で開催。
mahina pharmacy／www.mahinapharmacy.com

Alysa（ハーバリスト・ハーブマイスター）

ハーブ専門店勤務を経て独立。アーユルヴェーダ、ロミロミなど、各国の伝承医療や施術を学ぶ。現在は主に、個人の食生活や健康状態をカウンセリングし、パーソナルブレンドのハーブティーを制作、提供。企業や農園との商品の協同開発やハーブ製品の輸入販売も行っている。

Felixina／www.felixina.com

旅の途中で読んだ本の一部

『フラワーレメディーズ　ウィズダム　花びらの癒しの手紙、心への返信』
エドワード・バッチ著　林 陽訳
（中央アート出版社）
バッチ博士の著書は、他にも数冊邦訳され出版されていますが、わたしが一番最初に手に取った本です。バッチ氏が、フラワーレメディの体系をどのような思いとともに作り上げたか。38種のレメディの発見順にわかりやすくまとめられています。

『バッチの花療法　その理論と実際』
メヒトヒルト・シェファー著　林サダオ訳
（フレグランスジャーナル社）
長年にわたりバッチ花療法の実践者であるドイツ人の著者が記した、38種のレメディの指南書。著者独自の経験に基づくレメディの理解をわかりやすく伝えてくれます。興味はあるけれど、なにを手にしたらいいかわからないという方におすすめ。

『Herbs for Pets　ペットのためのハーブ大百科』
グレゴリー・L・ティルフォード&メアリー・L・ウルフ著　金田郁子訳　金田俊介監修
（Ｎａｎａブックス）
まず、タイトルに「ペットのための〜」とありますが、それだけに限定してはもったいないほどのハーブ学の良書。著者は、古代から人間は動物の行動を観察し、彼らが森のなかでなにを好んで食すかをヒントに、ヒトにも有効な薬草や薬木を探しあててきたことを指摘し、知恵の財産であるハーブを人間の特権として生薬探求のために乱獲してはならないと提言。人間もまた自然界の循環のなかのひとつであるとしたうえで、コンパニオンアニマル（飼い猫・犬）とともに植物の恵みを持って、すこやかに過ごす知恵を授けてくれます。

『自分を愛して！』
リズ・ブルボー著　浅岡夢二訳（ハート出版）
著者は心身医学という言葉を使い、からだの進化・成長には（物質体・フィジカル）（感情体・エモーショナル）（精神体・メンタル）の3つの体（ボディ）の取り組みが必要であり、病の治癒にもその理解が不可欠と語ります。不調の表れ（症状）は「そろそろそんな考えはやめたほうがよいですよ」とからだが教えてくれるサイン。それが表出する場所（体の部分）にも意味があることを、症状とからだの部位で辞書のように引いて知ることができます。ひとつの考え方として取り入れてみるのもおもしろいです。

『健康自主管理のための栄養学』
三石巌（阿部出版）
物理学で教鞭を取った著者が提唱した分子生物学を基にした「分子栄養学」について書かれています。健康か不健康かを二極化せず、健康をレベルで考え、実際に自分で管理できる知恵が詰まっています。専門用語は多出しますが、からだの仕組みや働き、現象をユーモアを交えながら素人にもわかりやすいように説明してあり、一読すると、巷の健康情報やスーパーフードのセールストークの根拠もわかります。

『現代に生きるアーユルヴェーダ　インド伝承医学の日常実践法』
ヴァサント・ラッド著　上馬場和夫訳　幡井勉監修（平河出版社）
アーユルヴェーダに関する本も最近よく目にするようになりましたが、この本はよくあるチャート式や家庭でできる実践法というよりも、生命科学としてのアーユルヴェーダが、どのような歴史と哲学を持っているかを説明しつつ、体質論や病の捉え方、診断の方法や実際の治療の種類と内容、その過程などが、初心者にも分かりやすいように網羅されています。そもそもアーユルヴェーダってなに？　と興味を持っている方におすすめです。

『どんな小さなものでもみつめていると宇宙につながっている　詩人まど・みちお１００歳の言葉』
まど みちお（新潮社）
「生まれたところだけがふるさとではなく、死んでいくところもふるさと。宇宙をふるさとにすれば、一緒のところになります。」（本書抜粋）。生きるってなに？　すこやかってどんなこと？　執筆中に湧き上がる疑問を、シンプルな言葉で一気に解き放ってくれた一冊です。

『まんが黄帝内経 中国古代の養生奇書』
張 恵悌（アプライ）
中国医学の古典のひとつとされる「黄帝内経」。中国最古の医学養生書ともいわれている書物が、分かりやすくまんがに編纂されています。陰陽五行説を基礎に、自然と調和して生きることの大切さが「素問」と「霊枢」という二部形式で記されており、東洋医学・哲学の入門書として素人でも楽しみながら読むことができます。

つるやももこ

２０００年より、全日空機内誌『翼の王国』編集部にて、取材・執筆の仕事に就く。２００６年より、フリーランスとして「旅とひと」をテーマに、雑誌、広告等で執筆、冊子の編集に携わる。著書に『もものじてん』（すえもりブックス）、『マーケット日和』（アノニマ・スタジオ）、『旅のかけらの残し方』（アスペクト）がある。２０１８年に「こころとからだを旅する」をテーマにしたＷＥＢサイト「Hōʻailona（ホーアイロナ）」を立ち上げ、心身ともにすこやかで美しく生きるために必要な知恵を、自然療法家やセラピストなどの仲間とともに発信している。

hoailona.com

デザイン　有山達也
岩渕恵子（アリヤマデザインストア）
写　真　上山知代子
イラスト　ワタナベケンイチ
D T P　川里由希子
編　集　浅井文子（アノニマ・スタジオ）

ご協力とありがとう
遠山茂樹さん
根岸麻子さん
Nā Kiele O Ka Lani

Body Journey　手あての人とセルフケア

2020年4月8日　初版第1刷　発行
2021年11月19日　第2刷　発行

著　者　つるやももこ
発行人　前田哲次
編集人　谷口博文
アノニマ・スタジオ
〒111-0051 東京都台東区蔵前2-14-14 2F
TEL 03-6699-1064
FAX 03-6699-1070
発　行　KTC中央出版
〒111-0051 東京都台東区蔵前2-14-14 2F
印刷・製本　シナノ書籍印刷株式会社

ISBN 978-4-87758-802-1 C0095

アノニマ・スタジオは、
風や光のささやきに耳をすまし、
暮らしの中の小さな発見を大切にひろい集め、
日々ささやかなよろこびを見つける人と一緒に
本を作ってゆくスタジオです。
遠くに住む友人から届いた手紙のように、
何度も手にとって読みかえしたくなる本、
その本があるだけで、
自分の部屋があたたかく輝いて思えるような本を。